HF320660

TRAITEMENT

DE LA

TUBERCULOSE PULMONAIRE

PAR LES INHALATIONS

ET LES

INJECTIONS HYPODERMIQUES D'ACIDE SULFUREUX

PAR

X. CUQ

Docteur en médecine de la Faculté de Paris.
Licencié ès-sciences naturelles.

PARIS

IMPRIMERIE DE LA FACULTE DE MEDECINE

A. DAVY, Successeur de A. Parent

52, RUE MADAME, ET RUE CORNEILLE, 3

1887

TRAITEMENT

DE LA

TUBERCULOSE PULMONAIRE

PAR LES INHALATIONS

ET LES

INJECTIONS HYPODERMIQUES D'ACIDE SULFUREUX

PAR

X. CUQ

Docteur en médecine de la Faculté de Paris,
Licencié ès-sciences naturelles.

PARIS

IMPRIMERIE DE LA FACULTÉ DE MEDECINE

A. DAVY, Successeur de A. Parent

5?, RUE MADAME, ET RUE CORNEILLE. 3

1887

A MES PARENTS

TRAITEMENT

DE

LA TUBERCULOSE

PAR LES INHALATIONS

ET LES INJECTIONS HYPODERMIQUES D'ACIDE SULFUREUX

INTRODUCTION

Nous suivions le service de M. Dujardin-Beaumetz, quand l'attention des médecins fut appelée sur les bons effets des inhalations d'acide sulfureux dans le traitement de la tuberculose, par les deux observations que M. le Dr Sollaud, médecin de 1re classe au 1er régiment d'infanterie de marine, en garnison à Cherbourg, a publiées au mois d'avril dernier.

Notre maître, que l'on trouve toujours en première ligne dans la voie expérimentale, fit aménager dans son service une salle d'inhalations, destinée à expérimenter sur les tuberculeux l'acide sulfureux qui avait donné de si merveilleux résultats à Cherbourg.

Il voulut bien nous confier le soin de ces expériences pour en faire le sujet de cette thèse.

A la même époque, M. Villi, étudiant en médecine, eut l'idée d'employer la vaseline liquide médicinale comme véhicule de l'acide sulfureux par la voie hypodermique. Il prépara des solutions de vaseline saturée d'acide sulfureux, et ce gaz put être expérimenté à la fois en inhalations et en injections sous-cutanées.

Nos expériences ont été faites en deux séries, la première, pendant la seconde quinzaine du mois de juillet et les premiers jours du mois d'août; nous en parlerons peu, bien que les résultats aient été plus rapides qu'en automne, dans une salle plus imparfaite, résultats dus sans doute à la belle saison. La seconde part du 1ᵉʳ octobre et va jusqu'aux premiers jours de décembre.

Afin de mieux nous rendre compte des effets de l'acide sulfureux, les malades n'ont été soumis à aucun autre traitement : ni révulsion, ni suralimentation ; rien qu'une potion calmante à base de sirop diacode. A leur choix, le premier ou le quatrième degré.

Ils passaient tous les jours cinq ou six heures dans la salle d'inhalations.

Nous nous attacherons surtout à trois points :

1º Montrer que l'acide sulfureux ne provoque pas les hémoptysies, comme on le craignait. Nous serions plutôt porté à croire, avec M. le Dʳ Balbaud, qu'il les arrête. Cette hypothèse est d'autant plus vraisemblable, qu'une certaine pratique s'accorde avec la théorie qui attribue à l'acide sulfureux la propriété de coaguler le sang ;

2° Montrer que l'acide sulfureux n'a pas d'influence fâcheuse sur la fièvre des phthisiques ;

3° Enfin, perfectionner la manière trop empirique suivant laquelle ces inhalations étaient faites tout d'abord. Nous avons, à cet effet, imaginé et fait construire un appareil destiné à produire, dans un temps donné, telle quantité d'acide sulfureux que l'on veut, et cela avec la rigueur absolue qui s'attache aux réactions chimiques. On trouvera plus loin (voy. p. 37) la description et la figure de cet appareil.

Nous tiendrons compte aussi des conditions dans lesquelles se trouvaient nos malades. Il est bien évident que le tuberculeux qui vit en plein air dans cette belle campagne du Midi, fait des promenades hygiéniques, choisit ses aliments et les mange à point, a, outre les inhalations, un traitement rationnel destiné à combattre les divers symptômes de la maladie et à réparer les pertes énormes faites par l'organisme ; il est bien évident que ce tuberculeux ne se trouve pas dans les conditions du tuberculeux de l'hôpital, qui sort de l'air plus ou moins confiné de la salle pour aller s'asseoir, *immobile*, dans une toute petite chambre d'inhalations où l'air est encore plus confiné, et d'où il sortira pour se trouver en présence d'aliments, non de mauvaise qualité, mais forcément peu soignés et peu variés qui répugnent à son appétit délicat, et qu'il laisse souvent, leur préférant son pain qu'il mange sec ou trempé dans un peu de vin.

L'hôpital est un très mauvais milieu pour faire des expériences de thérapeutique chez les tuberculeux; nous ne saurions le dire avec trop d'insistance afin que l'on ne soit pas trop surpris de la disproportion qui existe entre les résultats obtenus à Cherbourg et surtout à Bellegarde du Gard (voy. p. 49) et ceux de l'hôpital Cochin.

On voudra bien nous permettre aussi de faire entrer en ligne de compte la saison d'automne, si défavorable aux phthisiques, et la durée encore trop courte de nos expériences. Aussi, nous proposons-nous de pousser plus loin ces essais ; mais, cette fois, nous nous placerons dans des conditions plus favorables.

Demander à l'acide sulfureux de refaire de la graisse et du muscle, c'est lui demander trop, la chose est évidente ; dire que c'est un spécifique de la tuberculose, c'est, jusqu'ici, se montrer trop optimiste, malgré les résultats merveilleux obtenus par M. le Dr Auriol à Bellegarde ; mais dire que l'acide sulfureux est un traitement illogique et dangereux qui mérite d'aller rejoindre les innombrables arcanes de la médecine, comme nous l'avons lu dans un journal, c'est raisonner *à priori* et servir mal la science ; la clinique, et plus encore la thérapeutique, sont fécondes en surprises. Nous nous efforcerons de tirer des conclusions impartiales, de rester dans un juste milieu entre l'enthousiasme et le scepticisme. Si l'on attache comme nous une grande importance aux conditions défavorables dans lesquelles vivaient nos malades, on trouvera ces conclusions plus impartiales peut-être qu'elles ne paraissent de prime abord. On pensera alors, avec nous, qu'il y a lieu de prendre en sérieuse considération le traitement de la tuberculose par l'acide sulfureux, et d'en pousser plus loin l'étude avant de se prononcer pour ou contre d'une manière définitive. Tel était notre but, tel est notre désir.

Nous remercions notre excellent maître, M. Dujardin-Beaumetz, qui nous a indiqué ce sujet intéressant et prodigué ses conseils.

Nous prions M. le professeur Jaccoud d'agréer nos remerciements pour l'honneur qu'il nous a fait en voulant bien accepter la présidence de notre thèse.

Nous remercions aussi M. le D\ Auriol de l'empressement obligeant qu'il a mis à nous envoyer trois observations fort intéressantes.

HISTORIQUE

L'acide sulfureux, connu de toute antiquité, de même que le soufre, ne paraît avoir été employé en thérapeutique que bien après celui-ci. Pline rapporte (liv. XXXV, chap. XV) qu'en électuaire, le soufre est fort bon chez les sujets qui ont l'haleine courte ou crachent des mucosités fétides. Dioscoride en fait le même emploi que Pline, et il ajoute (livre V, chapitre LXXXIII) qu'il est très utile dans les catarrhes.

L'acide sulfureux ne paraît avoir été introduit dans la thérapeutique que deux cents ans plus tard par Gallien.

Ce célèbre médecin envoyait les poitrinaires en Sicile respirer l'atmosphère sulfureuse du voisinage des volcans (Gallien, lib. V, c. IV, meth).

Malgré quelques essais faits par Cullimore en Angleterre, Rombro en Russie, Renzi à Naples, ce gaz n'a guère été employé pour traiter les affections pulmonaires.

Cela se conçoit aisément quand on songe à cette impression pénible que chacun a plus d'une fois ressentie en respirant de trop près les vapeurs d'une allumette soufrée. Aussi, est-ce le hasard qui a, dernièrement, en France, mis en question le traitement de la phthisie pulmonaire par les vapeurs de soufre. Au mois d'avril dernier, M. le Dr Sollaud publiait deux observations ayant pour objet, l'une un cas de tuberculose au troisième degré que rien n'avait pu enrayer, guéri après un séjour desoixante-cinq jours, à raison de neuf heures par jour, dans une atmosphère sulfureuse; l'autre, un cas de bronchite chronique guéri après quinze jours de séjour dans le même milieu.

Voici par quel singulier hasard M. Sollaud fut amené à constater les bons effets de l'acide sulfureux.

Tous les ans, au printemps ou en été, on procède à Cherbourg à la désinfection minutieuse de deux casernes situées dans l'enceinte fortifiée. Outre les lavages à la solution chaude de potasse, les badigeonnages à la chaux chlorurée, le lavage à la solution de chlorure de zinc, on employait les fumigations sulfureuses des chambres et sous-sols.

Ces fumigations se pratiquaient par tranches de bâtiment et duraient de deux mois et demi à trois mois.

Toutes les issues, sauf une porte de sortie, ayant été préalablement calfeutrées, on disposait, dans chaque pièce, un plateau de tôle reposant sur une couche de sable assez épaisse pour préserver le parquet de la chaleur développée par la combustion du soufre. Les plateaux, reliés entre eux par des mèches imprégnées d'essence, contenaient chacun assez de fleur de soufre pour saturer l'air de la chambre qu'ils occupaient, environ 40 ou 50 grammes par mètre cube. On humectait le soufre d'un peu d'alcool pour en faciliter la combustion. Cela fait, les ouvriers enflammaient le tas le plus rapproché de la porte de sortie, se retiraient rapidement et calfeutraient cette porte.

Le lendemain, dix ou douze heures après, les portes et les fenêtres étaient largement ouvertes, mais on laissait encore s'écouler vingt-quatre heures avant d'envoyer les ouvriers travailler dans les pièces fumiguées.

Le sergent F., objet de la première observation de M. le Dr Sollaud, se sentant mieux et s'ennuyant à l'infirmerie, demande son *exeat* qui lui est accordé.

Soit hasard du service, soit que l'on veuille lui donner une occupation peu fatigante, on le charge d'ouvrir les portes et les fenêtres des salles fumiguées et de surveiller les ouvriers qui y travaillent.

Tout d'abord, il se plaint de l'action suffocante de l'acide sulfureux ; l'oppression est plus forte, la toux déchirante s'accompagne d'une sensation de chaleur âcre dans toute l'arrière-gorge et au niveau des grosses bronches, l'expectoration est plus douloureuse et plus abondante.

Il s'inquiète, va consulter son médecin et veut cesser ses fonctions.

M. le Dr Sollaud l'engage à continuer et lui affirme que ces vapeurs sulfureuses dont il s'effraye, lui vaudront une saison à Amélie-les-Bains et ne tarderont pas à amener un mieux-être très appréciable.

L'accoutumance ne se fait pas longtemps attendre et les résultats dépassent bientôt les espérances.

M. Sollaud avoue lui-même qu'il ne croyait pas être aussi bon prophète. Son observation que nous publions dans le cours de cet ouvrage, montre que la

guérison a été complète après soixante-cinq jours
d'inhalations.

Le hasard aussi a conduit M. le Dr Auriol, de Bellegarde du Gard, à traiter la phthisie pulmonaire par
les inhalations d'acide sulfureux.

A Bellegarde se trouve une usine importante où
l'on traite les chiffons par l'acide sulfurique, et où
certains ouvriers passent leurs heures de travail dans
une atmosphère chargée d'acide sulfureux.

Tout d'abord, suivant l'opinion générale, M. Auriol
croyait l'acide sulfureux nuisible aux tuberculeux, et
leur conseillait de changer de métier. A son grand
étonnement, ceux-ci affirmaient qu'ils s'en trouvaient
au contraire très bien et refusaient de suivre le con-
seil du médecin.

Sa curiosité scientifique éveillée par ces singulières
révélations, M. le Dr Auriol se mit à étudier avec soin
et d'une manière très scientifique l'action de l'acide
sulfureux sur la tuberculose.

L'anhydride sulfureux, connu de toute antiquité, fut isolé par Priestley en 1774. Lavoisier est le premier qui, en brûlant du soufre dans l'oxygène, détermina sa composition. Ce gaz est un élément très fréquent des émanations volcaniques.

La houille, grâce aux sulfures qu'elle renferme, dégage en brûlant, de notables proportions d'acide sulfureux qui ne tarde pas à passer à l'état d'acide sulfurique. Cette rapide oxydation explique comment les eaux pluviales de Manchester et celles des grands centres manufacturiers, contiennent souvent de l'acide sulfurique.

DES DIFFÉRENTS MOYENS D'OBTENIR L'ANHYDRIDE SULFUREUX.

1° Le moyen le plus simple, le plus à la portée de tout le monde, le moins coûteux, consiste à faire brûler de la fleur de soufre : on place en tas la fleur de soufre dans un récipient quelconque, mais de préférence en terre ; on arrose le pourtour du tas de soufre de quelques gouttes d'alcool ; puis il suffit d'en approcher une allumette. Au bout d'un temps variable, suivant la quantité de soufre employée, la combustion est terminée.

Ce procédé a le mérite d'être de la plus grande simplicité; mais il manque de précision : le soufre ne brûle pas toujours en totalité, il se forme parfois une croûte épaisse de soufre liquide qui, au lieu de brûler, se solidifie et emprisonne plus ou moins de fleur de soufre. Le meilleur moyen de remédier à cet inconvénient, est de ramasser le soufre en un tas dont on n'enflamme que la base, après l'avoir un peu humectée d'alcool.

On a ainsi un foyer de combustion circulaire qui enflamme progressivement les parois du tas et produit une véritable petite coulée de soufre en combustion, tout comme un volcan en éruption produit une coulée de lave qui se répand sur les parois du cône volcanique.

De cette façon, la totalité du soufre est suffisamment enflammée pour brûler complètement et ne pas former les croûtes dont nous parlons plus haut.

L'acide sulfureux se produit également quand on brûle à l'air des pyrites. C'est le procédé dont se sert l'industrie pour fabriquer de l'acide sulfureux et de l'acide sulfurique.

2° En réduisant l'acide sulfurique :

On chauffe dans un ballon de l'acide sulfurique concentré avec son poids de mercure ou le tiers de son poids de cuivre en lames et non en copeaux.

Quand on emploie le cuivre, la réaction est vive au début, l'acide sulfureux se produit en grande abondance ; on ne doit chauffer qu'avec précaution et arrêter le feu dès que l'action commence, sinon elle devient tumultueuse.

$$Hg + 2SO^3HO = HgO,SO^3 + SO^2 + 2HO$$
$$Cu + 2SO^3HO = CuO,SO^3 + SO^2 + 2HO$$

A cause de sa grande solubilité dans l'eau, le gaz doit être recueilli sur le mercure.

Quand on veut l'avoir tout à fait pur, on le lave à l'eau et on le dessèche en le faisant passer dans une éprouvette contenant des fragments de chlorure de calcium.

On peut encore désoxyder l'acide sulfurique avec les métaux de la cinquième et de la sixième classe, et avec le charbon. Dans ce cas, l'acide snlfureux est mêlé d'acide carbonique.

$$C + 2SO^3HO = CO^2 + 2SO^2 + 2HO$$

3° Melsens prépare l'anhydride sulfureux en chauffant du soufre avec de l'acide sulfurique dans des vases de terre ou de fonte, remplis de pierre ponce.

$$2SO^3HO + S = 3SO^2 + 2HO$$

4° Stalba recommande de chauffer du soufre avec du sulfate de fer, de cuivre ou de plomb, mais mieux avec du sulfate de fer, car le résidu est du sulfure de fer utilisable dans les laboratoires :

On broie douze parties de sulfate de fer et cinq parties de soufre. On chauffe ce mélange dans un ballon en élevant peu à peu la température. Les tubes de dégagement doivent être assez larges, afin que le soufre tentraîné ne les obstrue pas. (*Journ. für prakt chim* t. XCIX, p. 54.)

5° On prépare aussi l'anhydride sulfureux en chauffant dans une cornue un mélange intime de six parties de peroxyde de manganèse et d'une partie de soufre. Le soufre brûle aux dépens de la moitié de l'oxygène du peroxyde de manganèse et produit de l'acide sulfureux qui se dégage ; il reste dans la cornue du protoxyde de manganèse.

$$2MnO^2 + S = 2MnO + SO^2$$

6° La combustion de l'hydrogène sulfuré donne de l'acide sulfureux.

On sait en effet que l'acide sulfhydrique en brûlant produit, aux dépens de l'oxygène, de l'air, de la vapeur d'eau et de l'acide sulfureux.

$$HS + 3O = SO^2 + HO$$

7° L'anhydride sulfureux s'obtient aussi en décomposant les sulfites par un acide.

8° On obtient encore de l'anhydride sulfureux en faisant brûler du sulfure de carbone ; les produits de la combustion sont de l'acide sulfureux et de l'acide carbonique.

9° On peut enfin se servir de l'acide sulfureux liquide que l'on vend dans des siphons à eau de seltz où il se conserve parfaitement.

Comme on le voit, les moyens sont nombreux pour se procurer de l'anhydride sulfureux. Tous ne sont pas également recommandables.

Nous placerons en première ligne la décomposition

des sulfites par un acide, parce qu'il est possible de graduer à volonté la production de l'acide sulfureux en ne mettant en présence, dans un temps donné, que la quantité strictement nécessaire de l'un des deux corps pour donner, en agissant sur l'autre, la quantité voulue d'acide sulfureux. On a ainsi une source constante de gaz que l'on peut régler à volonté. Nous traiterons plus bas cette question importante avec tout le développement qu'elle mérite et qu'un appareil que nous avons fait construire rend facile et pratique.

La production de l'acide sulfureux par la combustion de l'hydrogène sulfuré viendrait ensuite si elle ne présentait de nombreux inconvénients que nous ferons ressortir plus loin.

M. l'ingénienr Deschiens, bien connu par son sirop d'hémoglobine, vient d'imaginer des bougies sulfureuses qui brûlent lentement et avec une certaine régularité, à condition d'être d'assez fort calibre ; elles pourraient être une source relativement constante d'acide sulfureux. Nous n'avons fait jusqu'ici d'essai qu'avec un seul modèle, mais ce modèle donne beaucoup trop de gaz pour la pièce exiguë dont nous disposons. Si l'on pouvait faire des modèles assez variés, brûlant avec régularité, et pouvant convenir aux pièces de toutes dimensions, elles seraient appelées à rendre de grands services dans la pratique de la ville, car elles pourraient être confiées aux mains les plus inhabiles. Malheureusement, quand on réduit le calibre de ces bougies, elles brûlent mal, ou elles coulent.

Le siphon d'acide sulfureux a l'avantage de constituer une source abondante et instantanée à laquelle on peut, sans tracas, puiser aussi souvent que l'on veut. Il a l'inconvénient, s'il venait à être brisé, de pouvoir exposer à des accidents terribles.

Enfin, vient la combustion du soufre, procédé le plus économique, mais aussi le plus primitif et le plus empirique.

PRINCIPALES PROPRIÉTÉS DE L'ACIDE SULFUREUX

L'acide sulfureux est un gaz incolore, incombustible, à odeur très suffocante ; irrespirable, irritant très fortement les muqueuses, provoquant la toux, l'éternuement, le larmoiement et amenant rapidement l'asphyxie dès qu'il atteint un certain degré de concentration.

Il est très soluble dans l'eau qui en dissout 79,8 volumes à zéro degré, 53,9 volumes à 10°, 36,4 volumes à 20° degrée ; bien plus soluble dans l'alcool qui en dissout 190 volumes à 10°.

Il se liquéfie à la température de 10° au-dessous de zéro, ou sous la pression de trois atmosphères à la température ordinaire. Ce liquide bout à — 10° ; il est incolore, à peine plus réfringeant que l'eau et possède une densité de 1.45. On peut le conserver sans crainte dans les siphons à eau de seltz. Il se solidifie à — 79°.

L'anhydride sulfureux possède une densité de 2.234 par rapport à l'air, et 232.25 par rapport à l'hydrogène.

Son équivalent $SO^2 = 32$, représente deux volumes.

Il ne s'unit pas à froid à l'oxygène sec ; mais il n'en

est pas de même en présence de l'eau et des corps poreux; il s'oxyde alors facilement et se transforme en acide sulfurique.

Il décolore les substances organiques; l'industrie tire un grand parti de cette propriété pour blanchir les tissus.

Il a la propriété de prévenir et d'arrêter la fermentation de toutes les matières organiques animales et végétales.

Il entrave la putréfaction dans les tissus et les liquides des animaux.

« L'acide sulfurique agit sur le principe fermentatif, non pas en le décomposant comme le font les substances antiseptiques, mais en modifiant tout simplement son agrégat moléculaire.

« Son action antiseptique est aussi énergique que celle des acides arsénieux et hydrocyaniques, sans être, comme ces derniers, une substance toxique (de Pietra Santa). »

M. le professeur Sée écrit, dans son ouvrage sur la phthisie bacillaire des poumons : « A l'état gazeux, l'acide sulfureux détermine une si violente irritation de la muqueuse laryngée avec occlusion de la glotte, que son usage est impossible; c'est un poison des plus actifs qui agit sur le sang comme un agent réducteur, lui enlève son oxygène, et, finalement, le coagule; sur les organismes inférieurs, son action destructive dépasse celle de l'acide salicylique et du phénol : 1 gr. 66 suffit pour empêcher la reproduction des microphytes. »

C'est là l'action physiologique de l'acide sulfureux
pur, mais non celle de l'acide sulfureux très dilué dans
l'air. Dans ce dernier cas, l'acide sulfureux n'agit nul-
lement comme un poison, et se trouve être parfaitement compatible avec la vie, Les nombreux ouvriers
qui, dans certaines usines vivent toute la journée dans
un air chargé d'acide sulfureux et les malades soumis
aux inhalations de ce gaz, en sont une preuve évidente.

CONSIDÉRATIONS RELATIVES AUX INHALATIONS.

Les inhalations d'acide sulfureux doivent se prolon-
ger plusieurs heures tous les jours. Ce n'est pas trop
d'y soumettre les malades sept ou huit heures par
jour ; nous pensons même qu'il vaudrait mieux les y
laisser plus longtemps, le plus longtemps possible, car
l'atmosphère sulfureuse, au bout de quelques instants,
leur supprime presque complètement la toux.

On ne peut donc pratiquer sérieusement ces inhalations qu'en faisant séjourner les malades dans une
atmosphère imprégnée de gaz sulfureux.

Il serait chimérique, en effet, de vouloir à l'aide de
tubes ou de masques, quelque perfectionnés qu'ils fus-
sent, faire inhaler aux tuberculeux un mélange titré
d'air et d'anhydride sulfureux, ce serait soumettre ces
infortunés à un travail fatigant qu'ils ne pourraient
longtemps supporter. Quoi que l'on imagine, le malade
devra faire un effort inspiratoire ou expiratoire qui le
fatiguera bientôt. D'ailleurs, n'eût-il à faire ni l'un ni
l'autre de ces deux efforts, grâce à une concordance

toujours parfaite entre la pression du mélange gazeux et la pression atmosphérique, il devrait au moins actionner, à chaque mouvement respiratoire, un jeu de soupapes et développer pour cela une force qui, quelque minime qu'elle fût, finirait, à force d'être répétée, par devenir pénible et même impossible à supporter bien longtemps.

On pourrait, il est vrai, éviter les soupapes et l'effort inspiratoire à l'aide d'un gazomètre réglé de telle façon qu'il y ait toujours équilibre de pression entre l'air extérieur et le mélange du gazomètre; des tubes d'adduction d'un calibre égal ou supérieur à celui de la trachée, permettraient au mélange gazeux d'avoir dans les poumons un accès aussi libre que l'air atmosphérique; mais ce ne serait éviter une difficulté que pour tomber dans une pire peut-être, car le malade devrait s'observer à inspirer par la bouche et à n'expirer que par le nez, ou bien à ôter après chaque inspiration le tube de sa bouche pour le reprendre après chaque expiration. Ce serait là une occupation très absorbante et fort peu agréable que le malade n'accepterait pas longtemps.

Il faut donc, eu égard à la longue durée de ces inhalations, repousser tout moyen qui ne place pas le patient dans les conditions physiologiques de la respiration.

C'est là une condition fâcheuse, car elle nous interdit de procéder dans nos expériences avec précision, et d'y apporter la rigueur scientifique toujours si désirable.

Avec un gazomètre contenant un mélange titré d'anhydride sulfureux et d'air, on saurait exactement la quantité d'acide sulfureux qui passe dans les poumons du malade, et on lui ferait respirer de l'air plus pur que l'air bientôt plus ou moins confiné des salles d'inhalations, lesquelles doivent rester rigoureusement fermées et calfeutrées, en raison de la grande diffusibilité du gaz sulfureux.

Dans le but de ne pas employer la méthode trop empirique qui consiste à faire brûler du soufre dont la combustion plus ou moins complète ne donne pas une quantité constante de gaz pour un poids donné de fleur de soufre, dans le but surtout de faire respirer aux malades de l'acide sulfureux, en quantité toujours égale sinon croissante, comme le permettrait l'accoutumance qui s'établit peu à peu, nous avions songé à employer un mélange titré de gaz et d'air que nous aurions pu faire varier à volonté et qui nous aurait permis d'augmenter la dose d'acide sulfureux à mesure que la tolérance des malades nous l'aurait permis. Mais devant les réflexions que l'on vient de lire, nous avons dû renoncer à toute combinaison qui ne permettait pas au malade de respirer en toute liberté.

CONDITIONS QUE DEVRAIT REMPLIR UNE SALLE D'INHALATIONS D'ANHYDRIDE SULFUREUX.

Une bonne salle d'inhalations sulfureuses devrait être assez grande pour que les malades puissent y circuler à l'aise, y faire des exercices de gymnastique, s'y livrer à des jeux qui demandent un peu de mouvement, tels que le jeu de billard, de bouchon, de tonneau, etc.

Ses murs devraient être vernis, comme ceux des salles des nouveaux hôpitaux de Paris, ou bien tapissés de feuilles de plomb recouvertes elles-mêmes d'un papier quelconque d'appartement; sans cette précaution, ces feuilles deviendraient noires par formation de sulfure de plomb, et donneraient un aspect lugubre aux murailles. Les fenêtres devraient fermer hermétiquement; la porte devrait, elle aussi, fermer aussi bien que possible et être munie d'un tambour qui ne permettrait, toutes les fois que l'on entrerait ou sortirait, qu'une faible déperdition de gaz.

Enfin, point très important, *cette salle devrait être munie d'un appareil destiné à produire une ventilation que l'on pourrait régler.*

De telle façon que les malades se trouvent toujours dans un air aussi peu vicié que le veulent les règles de l'hygiène, c'est-à-dire qu'ils puissent disposer par tête et par heure, d'environ 40 mètres cubes d'air. C'est ce chiffre de 40 mètres cubes par heure et par tête qui a été adopté pour la ventilation de l'immense salle de spectacle du Trocadéro.

L'air de remplacement serait un mélange titré d'air et d'anhydride sulfureux; il serait distribué par de nombreuses bouches dans les différentes parties de la salle, et ne devrait pas dépasser la vitesse de 50 cent. par seconde, afin de ne produire jamais de courant d'air désagréable.

Ces conditions presque idéales, sont réalisables, mais coûteuses; elles s'adressent surtout à de grandes salles d'inhalations fréquentées par de nombreux ma-

lades, sinon elles entraîneraient des dépenses dispro-
portionnées que bien peu de personnes pourraient
faire.

Mais avant de construire une salle semblable, il
faudra être assuré par de nombreuses expériences que
l'acide sulfureux (ou tout autre gaz qui demande des inhalations un peu prolongées) est d'une efficacité incon-
testable ; les quelques essais faits jusqu'à ce jour ne laissent pas sans espérance, mais ils sont encore insuffi-
sants et trop nouveaux pour lever le scepticisme qui accompagne les expériences de thérapeutique, surtout
quand elles s'adressent à la tuberculose naguère ré-
putée incurable.

Nous croyons devoir signaler ces conditions sans
nous y arrêter davantage.

Conditions expérimentales dans lesquelles se trouvent les malades que nous avons mis en expérience.

Nos expériences se divisent en deux séries, une
première série a duré du 20 juillet au 8 août, en raison
de sa courte durée et des mauvaises conditions que
remplissait la salle d'inhalations ; nous ne nous y ar-
rêterons guère. La seconde série part du 10 octobre,
elle a été réalisée dans de meilleures conditions, et nous
permettra de présenter quelques conclusions.

Au mois de juillet dernier, mon maître, M. Dujardin-Beaumetz, dont le service est placé dans les ba-
raques de l'hôpital Cochin, a consacré aux inhalations

sulfureuses une petite pièce, le vestiaire des élèves, n'ayant pour dimensions que 2 m. 53 de longueur, 2 m. 07 de largeur, 4 m. 32 de hauteur et cubant 22 mètres cubes et demi.

Nous avions là une véritable petite passoire carrée munie d'une porte et de deux fenêtres et percée d'innombrables interstices que formaient les planches mal jointes.

On enflammait, le soir, 500 grammes de fleur de soufre qui brûlait en s'emparant d'un poids égal d'oxygène de l'air pour former 1,000 grammes d'anhydride sulfureux, soit en volume, 347 litres, 917 centimètres cubes, ou 15 lit. 460 par mètre cube.

Il se mélangeait donc à l'air 154 dix-millièmes d'anhydride sulfureux. Nous verrons plus loin qu'une atmosphère qui en contient plus de 0,00016 n'est plus respirable. Il se formait donc quatre-vingt-seize fois plus de gaz sulfureux qu'il n'en fallait pour rendre l'air de la pièce irrespirable, et plus de cent fois trop pour que la dose fût tolérable. Pourtant, le lendemain matin, moins de dix heures après la combustion complète du soufre, les malades entraient dans la pièce sans être incommodés, bientôt même la quantité d'anhydride sulfureux était devenue insuffisante.

Pour obvier autant que possible à ce grand inconvénient, pour empêcher cette trop grande déperdition du gaz sulfureux, M. Dujardin-Beaumetz a fait tapisser de feuilles de papier d'étain le plafond, les murailles et les boiseries des fenêtres préalablement condamnées. Pour modérer l'action de l'acide sulfureux sur le métal, pour éviter surtout aux malades l'aspect triste des murailles qui seraient bientôt devenues noires par formation de sulfure métallique, les feuilles de plomb ont été à leur tour tapissées de papier gris.

A partir de ce jour, nous avons eu une salle beaucoup moins perméable ; aussi, au lieu de brûler 500 grammes de soufre, nous ne pouvions en employer que de 50 à 75 grammes, encore cette dernière dose était-elle trop forte pour que nous puissions envoyer douze heures après nos malades aux inhalations.

Le poids de soufre que nous faisions le plus habituellement brûler le soir, était de 60 grammes, c'est-à-dire moins de 2 grammes 1/2 par mètre cube. La déperdition du gaz était environ dix fois moindre, surtout les premiers jours quand les bourrelets de la porte n'avaient pas encore été fatigués. Pendant les huit ou dix premiers jours, en effet, nous ne pouvions pas dépasser la dose de 50 grammes.

Les sujets en expérience entraient dans la salle entre 7 h. 1/2 et 8 heures du matin, et en sortaient vers 11 heures pour déjeuner. A 11 h. 1/2 après avoir laissé la porte ouverte quelques instants pour permettre l'aération, nous brûlions 8 à 10 grammes de soufre ; 10 grammes étaient la dose maximum pour que les malades puissent se soumettre de nouveau aux inhalations à 1 heure de l'après midi, c'est-à-dire une heure après la combustion du soufre. Ils y restaient jusque vers 4 heures. Ils avaient donc une moyenne de six heures par jour d'inhalations faites en deux séances sensiblement égales.

Nous avions une salle d'inhalations dont nous aurions été très satisfait si elle avait été plus grande de manière à ne pas placer les malades dans un air trop confiné, et à ne pas les obliger à rester continuellement assis autour d'une table pendant six heures par jour; tous disent que cette immobilité prolongée les fatigue. Mais nous produisions toujours l'acide sulfureux d'une façon encore moins rigoureuse que scientifique, nous ne pouvions surtout pas faire la part de la tolérance, et nos tuberculeux, au lieu de respirer de l'acide sulfureux en proportion croissante, le respiraient en proportion décroissante.

Nous nous sommes ingénié à perfectionner les moyens de nous procurer du gaz sulfureux.

M. l'ingénieur Victor Deschiens a construit des bougies de soufre qui brûlent lentement avec une certaine régularité et que de violents courants d'air éteignent difficilement. Ces bougies pourraient rendre de grands services en ville, si l'on trouvait dans le commerce des modèles de dimensions assez variées pour qu'a telle pièce qui laisse diffuser telle quantité de gaz, quand le mélange d'air et d'acide sulfureux a atteint la dose thérapeutique, puisse s'adapter telle bougie qui permettrait de remplacer l'acide sulfureux perdu à dose sensiblement égale ou légèrement croissante.

Ces bougies ont une mèche centrale et sont entourées d'un cylindre de papier qui [forme une véritable

mèche circulaire et empêche en même temps le soufre
de couler.

Malheureusement, telles qu'elles sont fabriquées
actuellement, elles ne peuvent bien brûler qu'à condition d'être d'un calibre au moins égal au calibre des

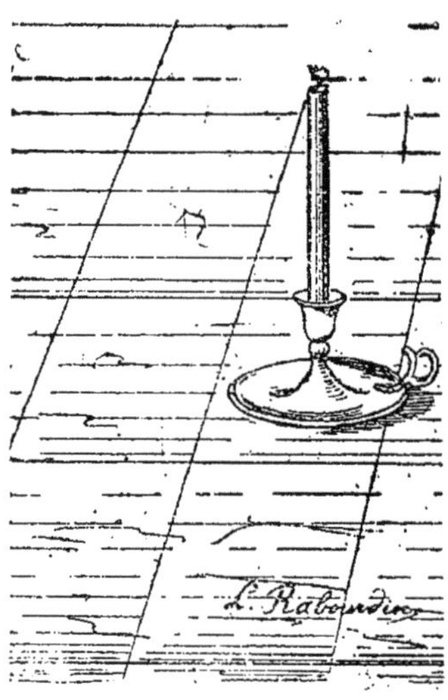

bougies ordinaires ; plus petites, elles ne tardent pas à
couler ou ne brûlent que très faiblement tout autour de
la mèche centrale.

D'assez fort calibre, c'est-à-dire du calibre,
des bougies ordinaires, elles donnent beaucoup trop
d'acide sulfureux pour la petite salle dont nous
disposons ; les malades ne peuvent guère les laisser
allumées plus d'un quart d'heure, et il leur arrive
souvent de ne pas les rallumer aussitôt qu'il le faudrait
pour remplacer l'acide sulfureux perdu et le maintenir au voisinage de la dose thérapeutique.

Néanmoins, ces bougies sont commodes, parce qu'on peut les allumer ou les éteindre à volonté ; il suffit d'en approcher une allumette enflammée ou de placer dessus un éteignoir. Elles n'ont d'autre défaut que l'intermittence qui s'y attache.

M. Chantrelle, pharmacien, a installé un appareil produisant de l'hydrogène sulfuré que nous enflammons dans la salle. Nous obtenons ainsi de l'anhydride sulfureux et de la vapeur d'eau :

$$HS + 3O = SO^2 + HO$$

Cet appareil se compose de deux grands flacons (A et B) d'environ 10 litres de capacité, munis chacun d'une tubulure latérale à leur partie inférieure ; un gros tube (B) de caoutchouc, de 40 centimètres de long, relie ces deux tubulures, et met les flacons en communication par leur partie inférieure. Du goulot du flacon (C), qui doit être parfaitement bouché, part un tube de dégagement (D) qui le met en communication avec la partie inférieure d'une éprouvette (E) renfermant des fragments de chlorure de calcium. Du sommet de cette éprouvette part un tube de caoutchouc (F), long de plusieurs mètres, qui aboutit à un bec de gaz (G).

On met préalablement dans le flacon (C) assez de morceaux de coke pour que leur niveau supérieur s'élève à environ 10 centimètres ; par-dessus le coke, on place des fragments de sulfure de fer. Cela fait, on bouche hermétiquement ce flacon avec le bouchon que traverse le tube de dégagement (D), puis on verse

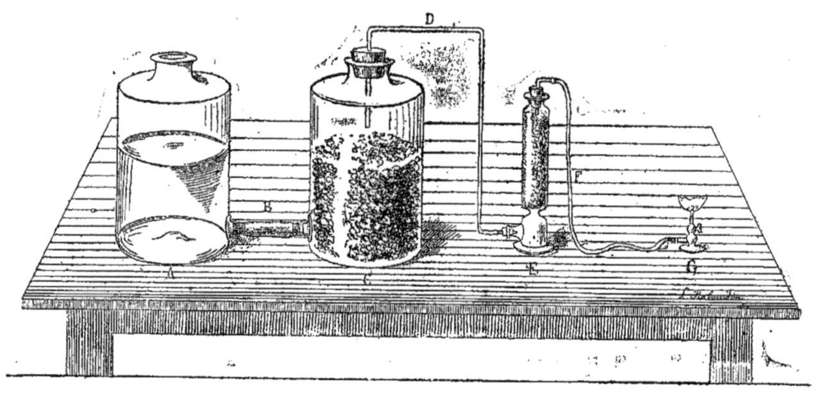
D
F
E
G

dans le flacon (*A*) 5 ou 6 litres d'acide chlorhydrique du commerce. Cet acide pénètre, grâce aux tubulures et au tube de caoutchouc (*B*), qui les relie dans le flacon (*C*), s'élève à travers les morceaux de coke jusqu'au sulfure de fer qui les surmonte, attaque celui-ci, et donne de l'hydrogène sulfuré.

$$FeS + HCl = FeCl + HS$$

Le gaz produit s'échappe du flacon par le tube de dégagement *D*, passe à travers les fragments de chlorure de calcium de l'éprouvette (*E*), qui le dessèchent, puis, par le tube de caoutchouc (*F*), arrive jusqu'au bec de gaz (*G*).

Seul, ce bec doit être dans la salle ; on l'y introduit et on l'en sort par une petite ouverture de 10 centimètres carrés, pratiquée dans la muraille et fermée de chaque côté par une petite porte à coulisse munie d'une échancrure pour laisser passer le tube. Le reste de l'appareil est en dehors de la pièce.

Avant d'allumer le bec pour la première fois, on le retire de la salle, on l'ouvre et on laisse s'échapper le gaz un certain temps, on l'allume seulement quand on suppose qu'il ne se dégage plus que de l'acide sulfhydrique à peu près pur.

Aussitôt le bec allumé, on l'introduit dans la salle par la petite ouverture, et on referme les portes à coulisse.

L'acide sulfhydrique brûle avec une flamme pâle que l'on peut régler à volonté avec le robinet du bec. On a ainsi une source abondante, une véritable petite fontaine où l'on peut puiser comme on veut de l'acide sulfureux.

Mais ce procédé ne présente pas que des avantages, il s'y attache aussi des inconvénients. Il ne permet pas de régler avec précision la production de l'acide sulfureux qui ne peut pas même être constante avec une ouverture constante du robinet. La pression, en effet, varie d'un moment à l'autre dans l'appareil; quand la production de l'hydrogène sulfuré est plus forte que le débit, il s'accumule dans le flacon C, refoule par sa pression l'acide chlorhydrique jusqu'aux tubulures et au tube B par lesquels l'excès s'échappe. La pression est alors au maximum, et reste constante tant que l'hydrogène sulfuré regorge par les tubulures; mais cela ne peut durer longtemps, l'acide chlorhydrique qui humectait le sulfure de fer s'épuise bientôt, la production de gaz devient moindre et la pression aussi; l'acide chlorhydrique reflue alors dans le flacon C jusqu'au sulfure de fer, et les mêmes phénomènes recommencent. C'est donc un va-et-vient continuel qui produit une différence de pression variant comme le niveau de l'acide dans les deux flacons. Le débit du bec ne peut donc jamais être constant.

Cet inconvénient serait minime et n'aurait guère qu'une valeur théorique si l'appareil fonctionnait sans cesse et s'il y avait toujours dans les flacons une égale quantité de liquide, de manière à permettre des variations de pression toujours égales entre chaque flux et reflux, il s'établirait, en effet, une résultante toujours égale pour chaque mouvement d'oscillation de l'acide chlorhydrique, et finalement, chaque heure, il se produirait dans la salle une égale quantité d'acide sulfureux. Il suffirait donc, pour que cet appareil marchât convenablement, de maintenir toujours un égal volume de liquide dans les flacons, et d'adapter au robinet un limbe gradué qui permettrait d'ouvrir ce robinet d'une quantité connue donnant un débit connu et préalablement dosé par tâtonnement. Un tableau annexé à l'appareil indiquerait que, pour un débit de X acide sulfhydrique, il faut tourner le limbe de Y degrés.

Dans ces conditions, l'appareil serait excellent s'il n'avait l'inconvénient de dégager par regorgement de l'acide sulfhydrique qui, s'échappant par le goulot du flacon A, lequel doit toujours rester ouvert, répand aux alentours son odeur caractéristique d'œufs pourris, de produire trop de vapeur d'eau, enfin de s'éteindre sous le moindre courant d'air, et de dégager alors dans la salle de l'hydrogène sulfuré, gaz extrêmement toxique.

Ainsi qu'on le voit, cet appareil est difficilement applicable dans la pratique de la ville.

M. Dujardin Beaumetz a fait construire une lampe à sulfure de carbone qui, en brûlant, produit de l'acide sulfureux et de l'acide carbonique.

$$CS + 4O = CO^2 + SO^2$$

Cette lampe, en verre, ressemble à la lampe à alcool, elle a le goulot fermé par un bouchon de liège ; tout près du goulot, sur la paroi supérieur, a été percé un trou circulaire destiné à laisser pénétrer de l'eau au fur et à mesure que le sulfure de carbone s'use.

Un cylindre métallique traverse le bouchon et plonge jusqu'à 1 millimètre du fond de la lampe ; il est lui-même exactement rempli par une mèche.

On emplit d'abord la lampe à moitié ou aux trois quarts de sulfure de carbone, et on la bouche soigneusement avec le bouchon porte-mèche, on la place ensuite dans un vase, un cristallisoir par exemple, contenant assez d'eau pour que le bouchon soit en grande partie immergé. L'eau entre par la petite ouverture et remplit complètement la lampe.

A mesure que le sulfure de carbone se consomme, il est remplacé par un égal volume d'eau, de cette façon il n'y a jamais dans la lampe ni air ni vapeur de sulfure de carbone, de plus, l'eau éteint la lampe dès qu'elle atteint le niveau inférieur du tube métallique et peut imprégner la mèche ; elle empêche aussi le tube métallique de s'échauffer. Cette disposition ingénieuse éloigne tout danger d'explosion et d'incendie, sauf si l'on venait à briser la lampe ou si l'on ne prenait pas en l'emplissant les précautions que demande le maniement du sulfure de carbone.

En entourant l'extrémité supérieur du cylindre porte-mèche d'un manchon métallique mobile, on pourrait, en élevant ou abaissant celui-ci, diminuer ou augmenter la combustion du sulfure de carbone et par suite régler approximativement la quantité d'acide sulfureux.

En même temps que l'acide sulfureux, se produit de l'acide carbonique dans la proportion de 111,3 volumes pour 141,4 volumes d'acide sulfureux. Est-ce là une condition nuisible ou une condition favorable au tuber-

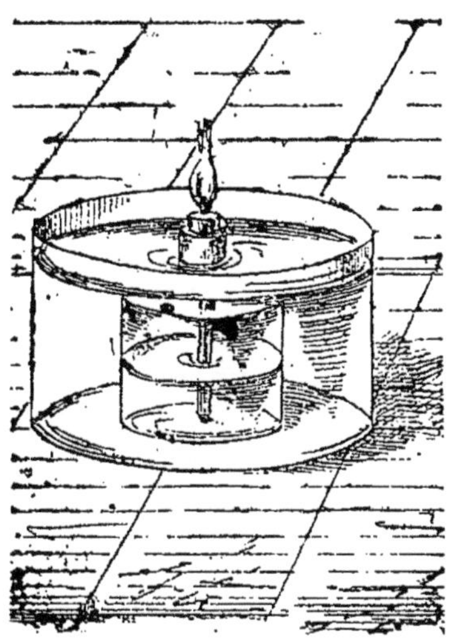

culeux? Nous avons eu trop tard cette lampe pour essayer de résoudre la question ; il nous semble pourtant que ce dégagement d'acide carbonique n'a rien de défavorable en raison de la quantité relativement faible qui s'en dégage : d'autre part on sait que l'acide carbonique a une action anesthésiante sur les muqueuses, cette propriété lui permet peut-être d'augmenter la tolérance du malade pour l'acide sulfureux.

Nous avons imaginé un appareil auquel on pourrait donner le nom de doseur, car il peut servir à doser tous les liquides, il nous permet, en décomposant un sulfite ou un bisulfite par un acide, d'avoir exactement

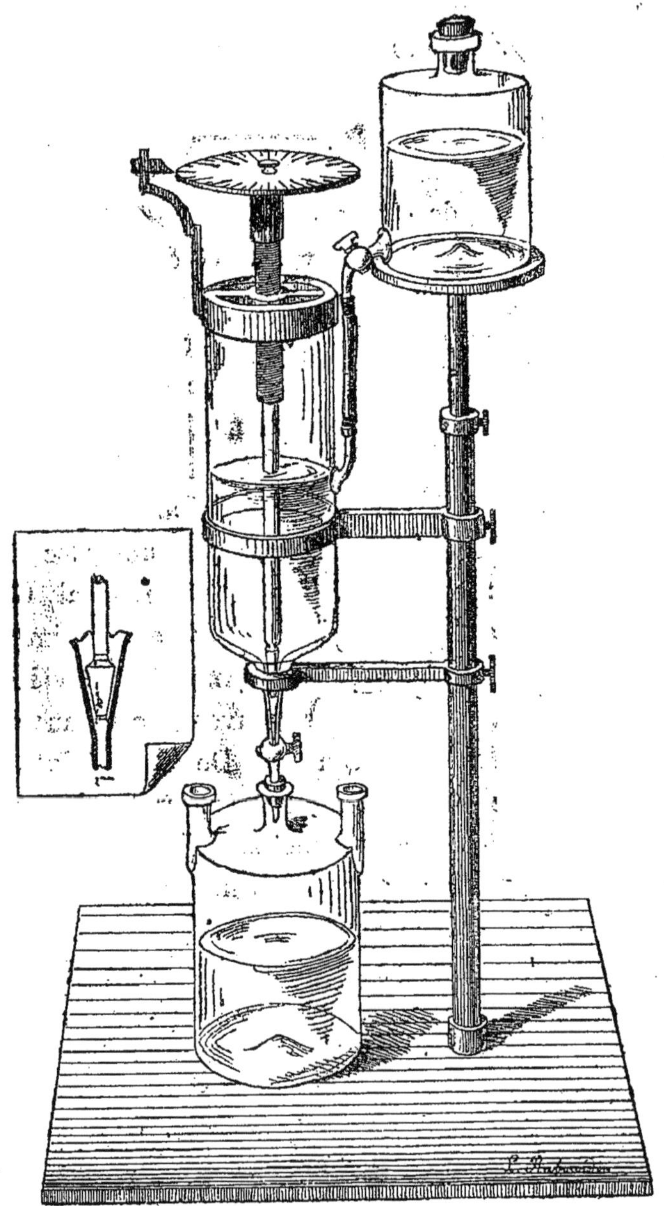

et régulièrement dans un espace de temps donné, telle quantité d'acide sulfureux que l'on désire, et cela avec la précision absolue et constante qui s'attache aux réactions chimiques.

Cet appareil se compose de trois parties, l'une, la pièce essentielle de l'appareil, est une éprouvette de 18 ou 20 centimètres de long sur 6 de large, percée à la partie inférieure d'un orifice conique que ferme exactement une baguette de verre dont l'extrémité inférieure est rodée en tronc de cône très allongé et très étroit. Un tube de verre muni d'un robinet, prolonge et termine la partie inférieure de l'éprouvette, tandis que la partie supérieure porte une monture de cuivre au centre de laquelle se trouve une pièce formant écrou et recevant une vis de même métal. Cette vis s'ajuste à la baguette de verre et en continue la direction, elle est elle-même surmontée d'un limbe gradué en regard duquel se trouve un couteau indicateur supporté par une équerre. De la paroi latérale de l'éprouvette part un tube de verre qu'un bout de caoutchouc unit à un tube semblable muni d'un robinet et aboutissant à un flacon hermétiquement fermé. Ce flacon, élevé par un support au voisinage du limbe, constitue un réservoir qui alimente l'éprouvette de telle façon que le niveau y reste toujours constant.

Le niveau restant constant, on obtient, pour une ouverture déterminée, un écoulement invariable. Comme on peut, à volonté, faire varier l'ouverture d'écoulement avec une grande précision, grâce à la vis et au limbe gradué qui la surmonte, ou peut aussi, à volonté et avec précision, obtenir, dans un espace de temps déterminé, tel écoulement que l'on désire. Un tableau annexé à l'appareil permet d'arriver immédiatement à ce résultat.

Veut-on, par exemple, obtenir un débit de 10 centimètres cubes d'acide sulfurique en quinze minutes, on consulte le tableau, puis on amène en regard du couteau le degré du limbe indiqué.

Le liquide de l'éprouvette tombe dans un réservoir quelconque, placé au-dessous.

Manœuvre de l'appareil. — L'éprouvette et le flacon réservoir sont mobiles, on peut, à volonté, les élever et les abaisser, afin de porter l'orifice du tube qui termine l'éprouvette à la hauteur que l'on veut.

On charge d'abord le flacon-réservoir : pour cela, on ferme le robinet destiné à interrompre sa communication avec l'éprouvette, on le débouche, on l'emplit plus ou moins, et on le ferme hermétiquement. On ouvre ensuite le robinet que l'on avait fermé, et l'on permet ainsi au liquide de s'élever jusqu'à la partie supérieure de l'orifice qui met en communication l'éprouvette avec le tube latéral qui la relie au flacon-réservoir.

On fait tourner le limbe du nombre de degrés indiqué par le tableau et l'appareil fonctionne avec une régularité parfaite tant qu'il reste du liquide dans le réservoir.

Veut-on obtenir de l'acide sulfureux ? On charge l'appareil, comme nous venons de le dire, avec un acide, l'acide sulfurique par exemple, et on le fait tomber sur un excès de sulfite ou de bissufilte de soude.

L'acide sulfurique décompose les sulfites et met en liberté l'acide sulfureux, en vertu de la réaction suivante :

Avec le sulfite neutre :

$$SO^2Na^2O, {}^{10}H^2O + SO^4H^2 = SO^2 + Na^2OSO^3 + {}^{11}H^2O$$

avec le bisulfite

$$SO^2Na^2O, SO^2H^2O + SO^4H^2 = 2SO^2 + Na^2OSO^3 + 2H^2O$$

Un kilog. de bisulfite de soude coûte 0 fr. 35 cent., produit 214 litres d'acide sulfureux et n'exige pour être décomposé que 468 grammes d'acide sulfurique.

C'est, par jour pour une pièce de moyennes dimensions une dépense inférieure à 0 fr. 50 centimes.

QUE DEVIENT L'ACIDE SULFUREUX DANS LA SALLE D'INHALATIONS ?

M. le Dr Ley a fait dans une chambre ordinaire de 21 mètres cubes, c'est-à-dire en se plaçant dans les conditions de la pratique de la ville, des expériences intéressantes.

Dans cette chambre carrelée et aussi bien close que possible, il fait d'abord brûler 20 grammes de soufre par mètre cube, soit 420 grammes; la combustion dure une heure et quart, dégage des vapeurs très épaisses et assez de chaleur pour élever la température de 4 ou 5 degrés. Douze heures après, on ne trouve plus ni vapeurs, ni fumée, et l'on peut, sans être incommodé, pénétrer dans la pièce. Si l'on aère bien la pièce et que, pendant plusieurs jours, on n'y fasse plus brûler que 15, puis 10 grammes de soufre par mètre cube, on ne peut bientôt plus y entrer douze heures après la combustion malgré une aération complète tous les trois jours; si l'on veut avoir une atmosphère supportable, on ne doit bientôt plus brûler tous les jours que de 75 à 100 grammes de soufre, c'est-à-dire de 3 grammes et demi à 5 grammes par mètre cube.

Quand on brûle 315 grammes de soufre, on devrait obtenir 630 grammes d'acide sulfureux, puisque 16 de soufre s'unissent à 16 d'oxygène pour former 32 d'acide sulfureux : la pratique est loin d'être d'accord avec la théorie : outre que souvent le soufre ne brûle pas en totalité, il s'en perd toujours une notable quantité en vapeurs.

Au bout d'une heure, la combustion est terminée, et la pièce est obscurcie d'épaisses fumées : ces fumées sont constituées par des vapeurs de soufre, par de la vapeur d'eau, provenant du soufre du commerce toujours plus ou moins humide, enfin par des vapeurs d'acide sulfurique qui se forment d'autant plus facilement que l'acide sulfureux se trouve à l'état naissant et à une température assez élevée en présence de vapeur d'eau et d'oxygène de l'air, conditions très favorables à son passage à l'état d'acide sulfurique. A toutes ces conditions chimiques, qui entravent la formation de l'acide sulfureux, il faut ajouter une condition physique très puissante, c'est l'extrême diffusibilité du gaz qui nous occupe : aussi ne retrouve-t-on à l'analyse que 3 centimètres cubes 480 millimètres cubes d'acide sulfureux par litre d'air, au lieu des 10 centimètres cubes 380 millimètres cubes indiqués par la théorie.

Les murs, agissant comme corps poreux, déterminent, en présence de l'oxygène de l'air, la transformation d'une certaine quantité d'acide sulfureux en acide sulfurique.

Après la première combustion de 420 grammes de soufre, on peut, en effet, quatorze heures après, entrer aisément dans la salle, et l'analyse ne révèle plus que 80 millimètres cubes d'acide sulfureux par litre. Si, deux jours après, la pièce ayant été préalablement aérée, on brûle la même quantité de soufre, on n'y peut plus pénétrer au bout du même temps, et au lieu de 80 millimètres cubes d'acide sulfureux par litre d'air, l'analyse en révèle 2420, c'est-à-dire une dose trente fois plus forte. C'est là une différence colossale dans laquelle la grande solubilité dans l'eau de l'anhydride sulfureux nous paraît jouer un rôle prépondérant. Le papier qui tapisse la chambre, le plâtre du plafond, le plâtre et les briques des cloisons et des murs qui la séparent des autres pièces, sont autant de corps poreux qui, outre qu'ils se laissent aisément traverser par les gaz et surtout par l'acide sulfureux, renferment une très notable quantité d'eau ; or, nous savons que l'eau à 10 degrés absorbe cinquante-quatre fois son volume d'acide sulfureux ; d'autre part, malgré que la quantité de gaz fût trente fois plus forte le troisième jour que le premier, le calcul montre que la différence n'est que de 49 litres ; en effet, quatorze heures après la première combustion, la chambre renfermait 1 litre 680 centimètres cubes d'acide sulfureux mélangé à l'air, tandis que le troisième jour, elle en contenait 50 litres 820 centimètres cubes, ce qui fait exactement une différence de 49 litres 140 centimètres cubes.

A 10°, température sans doute peu inférieure à celle des murailles, il eût fallut moins d'un litre d'eau réparti dans les murs, le plafond, le papier, etc., pour absorber ces 49 litres de gaz sulfureux. La différence qui existe d'un jour à l'autre entre le degré hygrométrique de l'air, joue aussi un rôle important : si l'air contient plus de vapeur d'eau, les parois de la pièce s'imprègnent d'humidité et absorbent, au détriment de l'air, une notable quantité d'acide sulfureux. A ces causes de déperdition il faut ajouter aussi l'action des murs en tant que corps poreux, dont il est parlé plus haut.

Nous pensons néanmoins que cette différence énorme entre la quantité de gaz sulfureux que l'on trouve le premier jour et celle du troisième jour, est produite surtout par l'eau que renferment les matériaux de la pièce. Cette eau se sature peu à peu de gaz sulfureux et, en absorbant de moins en moins, accentue la différence entre la première combustion et les combustions suivantes.

Quelques jours plus tard, en ne brûlant que 315 gr. de soufre, ou 15 grammes par mètre cube, on retrouve encore, plus de douze heures après, 470 mill. cubes d'acide sulfureux.

M. Ley, après avoir fait brûler 15 grammes de soufre par mètre cube, a analysé d'heure en heure l'air de la pièce.

Voici, sous forme de tableau, les résultats intéressants qu'il a obtenus :

1re série, analyse faite	1 h. 40	après la comb.	3 cc. 480 mil. c. par litre
— —	2 h. 40	—	3,222 —
— —	3 h. 40	—	2,485 —
2e série —	4 h. 30	—	2,416 —
— —	5 h. 30	—	2,175 —
— —	6 h. 30	—	1,851 —
3e série —	7 h. 30	—	0,988 —
— —	8 h. 30	—	0,805 —
— —	9 h. 30	—	0,659 —

4e série	—	10 h. 30	—	0,580	—
—	—	12 h.	—	0,527	—
—	—	13 h.	—	0,470	—
5e série	—	14 h.	—	0,340	—
—	—	15 h.	—	0,300	—
6e série	—	16 h.	—	0,256	—
—	—	24 h.	—	0,185	—

Ces analyses ont été faites en six séries. Comme le fait remarquer M. le docteur Ley, la courbe de décroissance de l'acide sulfureux n'est pas régulière ; la troisième et la septième analyse, surtout, occupent, dans cette courbe, le sommet d'un angle relativement très prononcé. M. Ley dit que la courbe s'infléchit plus brusquement pendant le jour, et ajoute que cet effet est dû à l'action de la lumière solaire qui favorise l'oxydation de l'acide sulfureux.

Au bout de quelques jours, en ne brûlant plus que 5 grammes de soufre par mètre cube, on retrouve encore, douze heures après la combustion, 150 mill. c. d'acide sulfureux par litre d'air, dose encore trop considérable pour les malades, l'homme sain en effet paraît ne pouvoir supporter que 150 mill. cubes d'acide sulfureux par litre d'air, les tuberculeux au 1e degré n'iraient pas au delà de 130 ; enfin, ceux des 2e et 3e degré n'en supportent pas plus de 100. M. Ley met entre 90 et 100 millimètres cubes la dose thérapeutique pour les tuberculeux, et arrête à 3 gr.50 de soufre par jour et par mètre cube la dose d'entretien de la salle.

EFFETS PHYSIOLOGIQUES DE L'ACIDE SULFUREUX

Voici les phénomènes intéressants que présentent les animaux placés dans une atmosphère graduellement de plus en plus chargée d'acide sulfureux.

Quand l'air contient un demi-millième ou 500 millimètres cubes d'acide sulfureux par litre, les animaux (pigeons, cobayes, lapins) sont gais, vifs, et mangent avec appétit ; quand il arrive à en contenir de 4,500 à 5,000 millimètres cubes, les pigeons sont pris d'une violente dyspnée et succombent rapidement ; les cobayes succombent à une dose un peu plus élevée ; enfin, les lapins meurent en dernier lieu.

Voici les trois périodes par lesquelles passent ces animaux avant de mourir. Dans la première période se montre de l'excitation et une augmentation de l'appétit ; dans la seconde, l'animal tombe dans une somnolence qui ne cesse qu'au moment où il se réveille pour lutter contre l'asphyxie ; alors, troisième période, la dyspnée s'accentue de plus en plus pour arriver graduellement à la suffocation : l'animal se redresse, élève la tête, cherche à respirer un air moins toxique, est tourmenté par des mouvements convulsifs du diaphragme ; mais il retombe bientôt épuisé et sans forces, car les pattes de derrière paralysées ne peuvent plus le porter ; après quelques nouveaux efforts, il tombe sur le côté, essaye une fois ou deux de se relever, et finalement retombe et meurt après trois ou quatre inspirations convulsives et une agonie fort courte.

A l'autopsie, les pigeons ont la plèvre sèche, les poumons petits, rutilants, parsemés de quelques petites taches ecchymotiques et un peu ramassés sur eux-mêmes ; on trouve le cœur vide, les vaisseaux pleins d'un sang noir, le foie et les reins congestionnés.

Les cobayes et les lapins ont aussi les poumons rutilants et parsemés de quelques taches ecchymotiques, mais ils ne sont pas ratatinés ; le cœur, arrêté en diastole, est plein de caillots d'un sang noirâtre un peu poisseux ; le foie et les reins sont congestionnés ; l'estomac et les intestins pleins d'aliments ; la vessie est remplie d'urine ; le cerveau ne présente rien de spécial.

Il était facile de prévoir que les pigeons succomberaient les premiers, les oiseaux, en effet, ont une respiration très active et se ressentent plus que les autres animaux de l'impureté ou de la toxicité de l'air qu'ils respirent.

De ces expériences nous pouvons conclure, avec M. Ley, que les pigeons, les lapins et les cobayes supportent bien l'acide sulfureux à la dose de un demi-millième, et que ce gaz ne devient toxique pour eux qu'au delà de la proportion de 1 pour 200.

L'homme sain et l'homme tuberculeux présentent une tolérance bien inférieure à celle de ces petits animaux : ils ne supportent que des doses variant entre 1 pour 6,000 et 1 pour 10,000.

Le hasard aussi a amené M. le Dr Auriol à traiter la tuberculose par l'acide sulfureux.

Sa situation de médecin à Bellegarde (Gard) lui a

fourni l'occasion d'observer un nombreux personnel d'ouvriers et d'ouvriéres employés dans une usine où l'on traite les chiffons par l'acide sulfurique pour détruire toutes les matières végétales autres que la laine. Il fut surpris du peu d'inconvénients qu'éprouvaient les phthisiques, des émanations d'acide sulfureux provenant du grillage de chiffons préalablement immergés dans un bain dilué d'acide sulfurique et desséchés au calorifère.

Ces ouvriers qui passaient la plus grande partie du jour dans un milieu fortement imprégné d'acide sulfureux n'éprouvaient, au début, qu'un peu d'oppression et quelques quintes de toux qui disparaissaient au bout de peu de jours.

Les tuberculeux à qui M. Auriol donnait des soins et auxquels il conseillait de changer de métier, lui affirmèrent que les vapeurs d'acide sulfureux, au lieu de leur être nuisibles, leur faisaient beaucoup de bien et avaient amélioré leur santé.

Ces révélations inattendues attirèrent l'attention de M. Auriol qui, à partir de ce moment, suivit avec grand soin ces ouvriers exposés à l'action des vapeurs sulfureuses et soumit de nombreux phthisiques aux inhalations d'acide sulfureux.

La manière de procéder du Dr Auriol ne diffère pas sensiblement de celle que nous avons employée au début : dans une chambre peu vaste et bien fermée, il place dans un coin une coupelle où brûle de la fleur de soufre un peu humecté d'alcool, dans le coin opposé le malade se tient debout et fait de larges inspirations.

Bientôt les vapeurs d'acide sulfureux se répandent en abondance dans la pièce, déterminent des quintes de toux et de l'oppression; le malade ne quitte la salle qu'au moment où le papier réactif imprégné d'eau commence à rougir; de la sorte, on n'a pas à craindre d'accident. D'ailleurs si le malade est trop incommodé, il quitte la salle ou bien il ouvre une fenêtre.

Pour atténuer l'irritation violente des muqueuses et les quintes de toux que provoquent tout d'abord les inhalations d'acide sulfureux, il mêle maintenant à la fleur de soufre une petite quantité de benjoin et un peu de poudre d'opium. De cette façon, les inhalations qui étaient si pénibles et presque insupportables au début sont maintenant très tolérables, surtout après que quelques séances ont produit une certaine accoutumance.

Ces inhalations sont pratiquées matin et soir, à jeun, et suivies d'un exercice au grand air. Une médication appropriée, variable suivant les symptômes, complète le traitement.

Soixante-dix tuberculeux à différentes périodes de la maladie ont été soumis par M. Auriol aux inhalations de vapeurs de soufre.

Leurs crachats préalablement examinés renfermaient des bacilles en plus ou moins grande quantité, et, inoculés à des cobayes, ils déterminaient chez eux la phthisie dans un espace de temps variable.

Trente de ces malades qui présentaient des lésions encore peu avancées ont vu la marche de leur maladie s'arrêter, les sueurs et la fièvre disparaître, l'appétit et l'embonpoint renaître.

Les bacilles avaient diminué, puis disparu dans les crachats qui ne tuberculisaient plus les cobayes, quand on les leur inoculait.

Les signes des lésions avaient disparu au point de ne plus laisser persister que de la matité à la percussion et un peu d'obscurité de la respiration à l'auscultation; les foyers caséeux s'étaient transformés en peu de temps en tissu fibreux.

Cette amélioration persiste depuis plus de deux ans, et M. Auriol considère ces malades comme guéris.

Vingt autres tuberculeux qui présentaient des lésions plus avancées ne se sont pas soumis assez longtemps au traitement sulfureux ou l'ont suivi d'une façon trop irrégulière pour qu'on puisse en tirer des conclusions de quelque valeur. Tous pourtant s'accordaient à reconnaître qu'il leur avait fait grand bien, et deux d'entre eux sont absolument guéris.

Les vingt derniers qui présentaient des lésions tuberculeuses généralisées à divers appareils n'ont retiré aucun avantage de la médication qu'ils n'ont pu suivre longtemps ni régulièrement et n'ont pas tardé à succomber.

Un d'entre eux présentant une immense caverne au sommet gauche, des lésions moins avancées au sommet droit, et à la cuisse un abcès froid contenant de nombreux bacilles, a vu, sous l'influence des inhalations et d'injections d'éther iodoformé dans l'abcès, sa maladie s'arrêter, les bacilles disparaître et son état général s'améliorer notablement. Néanmoins il inspire pour l'avenir des craintes sérieuses à M. Auriol.

Le même traitement a été appliqué à des cobayes rendus tuberculeux par l'introduction dans les voies respiratoires de crachats de phthisiques, desséchés et pulvérisés. M. le Dr Auriol a employé la voie pulmonaire au lieu de la voie hypodermique afin de ne pas s'exposer à créer, grâce au transport par les voies lymphatiques, une infection généralisée comme cela lui arrivait au début, et sur laquelle le traitement n'a pas d'action.

Ces animaux tuberculisés ont cessé de maigrir, repris leur embonpoint, et, ceux qui ont été sacrifiés longtemps après, n'ont plus présenté que des foyers de caséification transformés entièrement ou en grande partie en tissu fibreux.

Les inhalations d'acide sulfureux paraissent aussi guérir la morve chronique, affection qui, par sa marche et son anatomie pathologique, se rapproche beaucoup de la tuberculose.

M. le Dr Auriol a pu observer une jument et un cheval issu d'elle, atteints tous les deux de cette maladie. La jument abattue et autopsiée par deux vétérinaires et lui, avait dans les deux poumons des foyers caséeux et fibreux.

Le cheval fut soumis durant environ deux mois avec intensité, à l'action des vapeurs de soufre; bientôt les chancres nasaux étaient cicatrisés, le jetage avait disparu et l'embonpoint était revenu au même degré qu'avant la maladie. Malgré ces résultats, le vétérinaire départemental, croyant sa responsabilité engagée, exigea que ce cheval fût abattu.

A l'autopsie, on ne trouva plus dans les poumons que des noyaux ayant subi la transformation fibreuse, ainsi que l'a montré l'examen histologique. La guérison paraît évidente.

Les doses d'acide sulfureux doivent être poussées assez loin ; les animaux en effet, paraissent avoir pour ce gaz une tolérance bien plus grande que l'homme. De plus, plusieurs d'entre eux, comme les cobayes, ont des inspirations fréquentes mais superficielles, et l'on ne peut, comme à l'homme, leur recommander de les faire plus grandes ; il faut pour eux s'approcher de la dose toxique, c'est-à-dire de un volume d'acide sulfureux pour deux cents volumes d'air.

DES INJECTIONS HYPODERMIQUES D'ANHYDRIDE SULFUREUX.

Les injections hypodermiques autrefois utilisées presque exclusivement par la physiologie, sont depuis quelques années très employées en thérapeutique.

Rind, de Dublin, les a utilisées en 1844, Wod les a vulgarisées en 1853, Bahier et Jousset de Bellesme en ont introduit l'usage en France en 1859.

C'est la vaseline liquide qui nous a servi de véhicule pour pratiquer les injections sous-cutanées d'acide sulfureux.

Ce corps, qu'on s'accorde aujourd'hui à appeler huile de vaseline liquide médicinale, a été étudié par M. Vigier qui, en 1882, en a décrit les principales propriétés et l'a employé comme véhicule de la pilocarpine et d'autres alcaloïdes ; mais ce n'est qu'au mois de janvier dernier que M. le Dr Albin Meunier a attiré, par la publication des expériences qu'il a faites sur l'homme et les animaux, l'attention du monde médical sur l'emploi de la vaseline médicinale comme véhicule des injections hypodermiques.

L'huile de vaseline liquide médicinale est extraite par distillation des pétroles de Russie ; elle diffère de l'huile de vaseline extraite des pétroles d'Amérique, en ce qu'elle ne contient aucune trace de parafine cristallisée. Elle est incolore, inodore, insipide, non fluorescente, inoxydable, parfaitement neutre, se conserve parfaitement. Sa densité varie entre 0,820 et 0,880 à 15 degrés. Elle ne doit dégager quand on la chauffe aucune odeur de pétrole et ne laisser passer aucun produit de distillation avant d'avoir atteint la température de 300 degrés. Elle ne doit ni se troubler ni se congeler à 15 degrés au-dessous de zéro. Elle ne doit pas noircir au contact de l'acide sulfurique ; saturée de phénol et légèrement chauffée, elle ne doit ni se colorer ni donner de précipité.

Une vaseline médicinale fluide et chimiquement pure injectée dans le tissu cellulaire sous-cutané ne provoque ni cuisson ni douleur, se diffuse complètement et rapidement.

Plus la fluidité et la densité d'une vaseline sont élevées, plus elle s'absorbe rapidement et moins elle produit de douleur.

M. Caravias s'accorde avec M. Albin Meunier pour

dire. que les injections hypodermiques sont complète-
mebt ïndolores et ne provoquent aucune irritation
quand la vaseline est pure, dense et bien fluide;
généralisant ces données, il formule dans sa thèse
inaugurale la loi suivante :

« L'insensibilité individuelle à l'injection hypoder-
« mique et la diffusibilité des vaselines liquides, sont en
« raison directe de la densité, de la fluidité et de la
« pureté de ces vaselines. »

Si la vaseline pure ne produit ni irritation ni abcès,
il n'en est pas de même de la vaseline impure : la
moindre quantité de cette dernière suffit à produire un
abcès. M. A. Meunier a vu se produire un phlegmon
contenant un demi-litre de pus à la suite d'une injection dans le bras d'un gramme de vaseline impure.

Nous ne saurions donc trop recommander à ceux
qui voudraient reprendre ces essais de n'employer que
des vaselines chimiquement pures. C'est là un point
capital qu'il ne faut jamais perdre de vue.

Ces vaselines pures ne se trouvent pas couramment
dans le commerce. Plusieurs produits commerciaux ont
donné à M. A. Meunier la réaction suivante : saturés
de phénol absolu et légèrement chauffés ils se colorent
en rose, puis il se forme un précipité violet; on augmente l'intensité du précipité par addition d'alcool.
L'abondance du précipité est proportionnelle à l'impureté des vaselines.

Si la vaseline liquide médicinale est un véhicule excellent, elle n'est pas un dissolvant puissant de l'acide
sulfureux : les solutions saturées dont nous nous ser-

vions étaient côtées à raison de 1 gr. 33 d'anhydride sulfureux pour 100 grammes de vaseline; même en négligeant la déperdition notable qui se produisait toutes les fois que l'on débouchait le flacon, le calcul montre qu'un centimètre cube de vaseline ne renfermait guère qu'un centigramme d'acide sulfureux et à peine 4 centimètres cubes de ce gaz en volume.

La dose moyenne de nos injections oscillant entre deux grammes et deux grammes et demi, nous n'introduisions chaque fois dans l'organisme que huit à dix centimètres cubes de gaz sulfureux. Encore n'est-ce là que la dose théorique, en pratique cette quantité diminuait chaque jour au fur et à mesure qu'on débouchait le flacon pour y puiser la matière à injection. Il n'est donc pas surprenant que ce mode de traitement ait donné des résultats moins rapides que les inhalations.

Préparation. — La préparation de ces solutions est des plus simples : on prépare de l'acide sulfureux par un des nombreux procédés de laboratoire, en faisant agir par exemple l'acide sulfurique sur des lames de cuivre, on dessèche le gaz et on le fait barboter jusqu'à saturation dans la vaseline refroidie.

Voici le titre de quelques solutions obtenues par M. Villi, à différentes températures.

100 gr. de vaseline à 3 degrès dissolvent 1 gr. 30 à 1 gr. 50 d anhydride sulfureux.

100 gr. de vaseline à 13 degrès dissolvent 0 gr. 60 à 1 gr. 50 d'anhydride sulfureux.

Ces solutions sont toujours moins liquides que la

vaseline vierge, aussi faut–il presser avec force sur le piston de la seringue pour les injecter.

Nous avons essayé ces injections à deux reprises, au mois de juillet et au mois d'octobre. Chaque fois nous n'avons pu les faire accepter longtemps aux malades : nous commencions par un centimètre cube et portions rapidement cette dose à deux, deux et demi et même trois centimètres cubes. Nous pratiquions ces injections dans le sillon trochantérien, alternativement dans l'une et l'autre fesse, et enfoncions l'aiguille, perpendiculairement à la peau, dans la masse musculaire, suivant les indications de M. Dujardin-Beaumetz.

Les premières injections n'occasionnaient aux malades d'autre douleur que celle produite par la piqûre de l'aiguille ; mais bientôt, malgré qu'il n'y ait jamais trace d'induration ni d'empâtement, ces injections devenaient de plus en plus douloureuses par le fait même de la répétition ; les malades les plus courageux et les plus confiants demandaient une interruption au bout de sept ou huit jours.

Ces expériences nous ont donné des résultats plus sensibles au mois de juillet qu'au mois d'octobre, nous attribuons cette différence à la saison d'automne, si défavorable aux phthisiques. Elles ont porté sur douze ou quinze tuberculeux aux divers degrés de la maladie : tous s'accordaient à dire qu'ils respiraient plus facilement, que l'expectoration diminuait, se faisait plus aisément, devenait plus aqueuse et plus blanche. Plusieurs d'entre eux voyaient leur appétit s'augmenter, les nuits devenir meilleures, par suite de la diminution des quintes de toux.

Quant aux signes stéthoscopiques, nous n'en parlerons pas, il est bien évident que pendant les deux semaines qu'ont duré chaque fois les expériences ils ne pouvaient rien donner, ils n'ont rien donné d'appréciable en effet, et nous ne conseillons pas de poursuivre davantage ces expériences pénibles pour le malade et somme toute inutiles, puisqu'on peut les remplacer avantageusement par les inhalations qui n'ont rien de bien pénible et peuvent se faire nuit et jour.

Ces essais ont porté sur quinze ou dix-huit malades ; mais, en raison de leur faible durée et des résultats insignifiants que nous en avons tirés, nous ne publierons l'observation que de deux d'entre eux.

RÉFLEXIONS

Les sept malades qui ont fréquenté la salle d'inhalations d'une manière un peu suivie n'avaient pas d'autre médication qu'une potion calmante. C'est là une condition très défavorable, mais il était indispensable de ne soumettre le malade qu'à l'action de l'acide sulfureux afin de pouvoir attribuer à lui seul les changements qui se produiraient.

Durant les huit premiers jours, alors que le temps était encore beau, tous ont très notablement augmenté de poids, l'augmentation oscillait entre 200 et 500 gr., se rapprochant davantage de ce dernier chiffre. La troisième pesée, faite quinze jours après, a donné un résultat moins général : deux d'entre eux, le n° 2 et le n° 23 de la salle Chauffard, ayant eu de la fièvre le soir, voyaient leur poids descendre au-dessous de la seconde pesée, mais rester supérieur à la première. Le poids des autres continuait à s'élever.

Pour nous résumer sur ce point, nous dirons que tous ceux qui n'étaient pas épuisés par la fièvre ou la diarrhée ont augmenté de poids, les autres ont maigri ; nous ajouterons que le n° 20 de la salle Chauffard, malgré qu'il eût un peu de fièvre le soir, et de temps à autre un peu de diarrhée, a continué à engraisser, son augmentation de poids atteint actuellement 800 gr.

L'acide sulfureux a produit certains effets absolument identiques chez tous. Tous ont eu, les trois ou quatre premiers jours, une expectoration très abondante et très liquide, les crachats étaient noyés dans une quantité relativement énorme de liquide. Au bout de quatre ou cinq jours, l'expectoration a beaucoup diminué; malgré qu'elle fût plus aqueuse qu'avant, elle était moins abondante; les crachats étaient plus blancs et se détachaient plus facilement : *des malades, qui avaient des quintes terribles pour arriver à expulser leurs crachats, expectoraient sans difficulté.* C'est là un fait très important, qui permet de soulager considérablement ces malheureux en les faisant vivre dans une atmosphère sulfureuse, et de leur rendre assez bonnes des nuits auparavant très pénibles et sans sommeil.

Tous, sans exception, accusent une diminution très notable de leur oppression ; cet effet est rapide et se constate aussi chez les malades traités par les injections hypodermiques d'acide sulfureux.

Plusieurs accusent l'augmentation de leur appétit et l'amélioration de leur sommeil. Les sueurs diminuent ou disparaissent. Les signes stéthoscopiques se modifient lentement, mais, cependant, on constate, dans la plupart des cas, une diminution assez notable et assez rapide dans le nombre et la grosseur des râles qui deviennent plus petits et plus rares à mesure que l'expectoration diminue. Nous n'avons pas suivi encore les malades assez longtemps pour pouvoir constater un changement bien appréciable dans la percussion.

Les bacilles nous ont paru diminuer, nous les trouvons maintenant plus difficilement et en plus petit nombre qu'au début, nous n'avons même pas pu en découvrir chez le malade qui fait l'objet de notre première observation et n'expectore que très peu ; mais nous n'avons pas encore, sur ce point délicat, de preuves suffisantes pour pouvoir formuler une opinion personnelle ferme, relativement à l'action de l'acide sulfureux sur le bacille de la tuberculose.

Ces effets multiples de l'acide sulfureux, que nous venons de passer en revue, constituent un petit faisceau de faits précieux qui peuvent favoriser la curabilité de la tuberculose : ils nous font volontiers penser que les beaux résultats obtenus à Bellegarde du Gard, par M. le Dr Auriol ne doivent pas rester des faits isolés, ils nous font croire aussi qu'en se plaçant dans de bonnes conditions de climat et d'hygiène et qu'en associant au traitement par l'acide sulfureux un traitement rationnel, symptomatique et fortement réparateur on peut arriver dans bien des cas à guérir les tuberculoses du premier et du second degré à forme torpide.

Ces résultats nous paraissent difficiles à réaliser à l'hôpital où les malades respirent sans cesse un air confiné, vivent presque continuellement immobiles, n'ont qu'une alimentation dont s'accommode difficilement leur appétit délicat et ne bénificient pas du traitement rationnel qui leur est applicable.

Dans toute la série de malades qui ont été envoyés plus ou moins aux inhalations, et leur chiffre s'est bien élevé à dix-huit ou vingt depuis le mois de juillet, nous n'avons pu constater que l'acide sulfureux exerçât

une action nuisible sur la marche de la fièvre. Le n° 2,
de la salle Chauffard qui fait l'objet de notre seconde
observation, nous l'avait fait craindre un instant, mais
une longue et minutieuse observation des faits nous a
montré qu'il n'en était rien. Tout d'abord en effet, la
fièvre ayant dépassé 39° nous lui avons fait cesser les
inhalations : la fièvre n'en est pas moins montée trois
jours après à 40,4 et a mis douze jours pour revenir
osciller entre 38' et 38°,5. Après dix-huit jours de
repos il reprend les inhalations : la fièvre reste huit
jours au voisinage de 38°, puis dépasse 39° pour mon-
ter jusqu'à 39,4 mais cette fois elle met six jours au
lieu de douze pour revenir osciller autour de 38°; depuis
elle se maintient entre 38° et 38,4. Les inhalations
n'avaient pas été interrompues cette fois.

Jamais non plus l'acide sulfureux n'a occasionné de
véritable hémoptysie à nos malades. L'un d'eux avait
eu une série d'hémoptysies très tenaces, envoyé aux
inhalations il ne les a plus vu reparaître pendant les
trois semaines qu'il s'y est soumis. Nous ne saurions
dire ce qui s'est passé ensuite, ce malade, très amélioré,
ayant quitté l'hôpital. M. le Dʳ Balbaud, de Cherbourg,
a soumis aux inhalations d'acide sulfureux, un malade
qui avait eu un nombre considérable d'hémoptysies :
aussitôt ces hémoptysies sans être complètement sup-
primées, sont devenues rares et moins abondantes.
Cela n'a rien de surprenant puisque l'acide sulfureux a
des propriétés hémostatiques.

M. Balbaud pense aussi que la fièvre du tuberculeux

n'est pas une contre-indication des inhalations sulfureuses.

On peut donc sans aucune crainte soumettre à ces inhalations tous les tuberculeux qui ont assez de force pour les suivre et ne sont pas trop impressionnés par les vapeurs de soufre ; mais elles s'adressent à la première et à la seconde période de la phthisie et tout particulièrement aux formes torpides : ces dernières peuvent en tirer une amélioration très notable, peut-être même la guérison.

Si l'acide sulfureux ne provoque pas les hémoptysies il n'en est pas de même des épistaxis, plusieurs de nos malades en ont eues surtout les premiers jours, mais elles ont été chaque fois tellement légères qu'on peut les regarder comme tout à fait insignifiantes.

En juillet dernier, malgré que la salle laissât échapper l'acide sulfureux et que les malades n'en eussent bientôt plus en quantité suffisante, l'amélioration était beaucoup plus rapide. Nous attribuons cette différence à la saison, nous y sommes d'autant plus autorisé que cette remarque est également applicable aux injections hypodermiques faites au mois d'octobre dans des conditions absolument identiques à celles du mois de juillet. Tout le monde sait bien que la saison d'automne est très défavorable aux phthisiques : en été, nous aurions certainement obtenu des résultats beaucoup plus satisfaisants.

Les malades trouvent, dès le début, un tel changement dans leur expectoration, une telle diminution dans l'oppression et le nombre des quintes de toux, qu'ils en sont frappés et ont, en cette médication, *une confiance absolue.* Beaucoup de tuberculeux nous demandaient à être envoyés aux inhalations, la salle ($2^m,7$ de large sur $2^m,53$ de long) était malheureusement beaucoup trop petit, pour que nous puissions satisfaire à leur désir. Les sept malades qui la fréquentaient assidûment ne pouvaient s'y bouger, ils étaient obligés de rester assis et immobiles trois heures de suite et se plaignaient de la fatigue que cela leur causait.

De plus, considération à laquelle nous attachons une très grande importance, dans cette petite chambre bien close, *ils vivaient dans un air très confiné et très nuisible à leur santé.* La question d'encombrement et d'air confiné qui use rapidement les meilleures santés, est capitale pour le tuberculeux; nous croyons qu'elle a été un frein puissant qui a beaucoup ralenti les bénéfices que nos malades auraient pu retirer du traitement.

QUE DEVIENT L'ACIDE SULFUREUX RESPIRÉ ?

L'acide sulfureux se trouve en proportion bien plus faible dans l'air expiré que dans l'air inspiré, il est donc en partie absorbé par le poumon et passe dans le sang.

Que devient-il dans le sang ? La chimie nous apprend que l'acide sulfureux ne peut rester libre en présence des solutions alcalines et qu'il se transforme en sulfites. Le sang étant un liquide alcalin, l'acide sulfureux doit s'y transformer en sulfites, plus particulièrement en sulfite de sodium.

L'analyse doit permettre de retrouver ces sulfites ; mais il faut pour la faire un chimiste expérimenté, aussi n'avons-nous pas osé l'entreprendre.

L'acide sulfureux paraît donc avoir une double action : une action topique sur le poumon malade et peut-être sur le développement des bacilles qu'il renferme, une action générale sur l'organisme tout entier due à la présence de sulfites alcalins dans le sang.

Outre l'effet local le malade bénéficierait encore de l'action thérapeutique des sulfites tant vantée par Polli en Italie et M. de Piétra Santa en France, contre la tuberculose pulmonaire et les résorptions putrides.

Les ouvriers qui travaillent dans les usines où l'on emploie l'acide sulfureux n'en sont pas incommodés, ils ne sont pas exposés plus que les autres aux inflammations de l'appareil respiratoire, au contraire, plusieurs qui toussaient et crachaient avant de travailler dans une atmosphère chargée d'acide sulfureux, ont vu leur toux et leur expectoration disparaître. Tous les industriels s'accordent à reconnaître l'exactitude de ces faits, les observations de M. le docteur Auriol en sont une démonstration concluante.

OBSERVATIONS

———

OBSERVATION I (personnelle).

Tuberculose au second degré très améliorée par les inhalations sulfureuses.

B..., 25 ans, peintre en bâtiment, entré le 10 août, salle Beau, lit n° 9.

Père mort à 48 ans, à Bicêtre, d'une paralysie.

Mère morte à 55 ans d'une hydropisie probablement d'origine cardiaque.

Un frère est mort tuberculeux à l'âge de 17 ans.

Un autre frère est mort de méningite à 4 ans.

Une sœur âgée de 22 ans se porte bien.

Il y a cinq ans, le malade a eu une pleurésie à droite.

La maladie a débuté au mois de novembre 1884 par une laryngite très intense qui déterminait une suffocation telle que M. le Dr Gouguenheim, alors médecin à l'hôpital Bichat, fût sur le point de lui faire l'opération de la trachéotomie.

Dès le début, le malade a de la fièvre et des sueurs profuses, la fièvre s'est élevée jusqu'à 41° et a duré huit jours, les sueurs n'ont disparu qu'au bout de quinze jours. Se sentant amélioré, il sort de Bichat le 17 février 1885 et reprend son travail pendant seize mois, de mars 1885 à novembre 1886.

A cette dernière date, il entre à l'hôpital Necker dans le service de M. le Dr Rendu et y reste cinq semaines. Se sentant un peu mieux, il sort et essaye de reprendre son travail, mais il ne peut travailler que d'une façon intermittente.

Le 3 janvier dernier, il entre à l'Hôtel-Dieu dans le service de M. le Dr Gallard et y reste jusqu'au 28. A cette date, on l'envoie à Vincennes d'où il revient plus souffrant le 17 février; passe encore onze jours chez M. Gallard et sort parce qu'il s'ennuie. Il essaie de nouveau de se remettre au travail, mais ne peut s'employer sérieusement.

Le 16 avril, il entre dans le service de M. le professeur Peter, y reste six semaines, retourne à Vincennes trois semaines, quitte les hôpitaux et pendant quatre mois s'occupe de son métier de peintre.

Enfin, au milieu du mois d'août dernier, une diarrhée très abondante qui occasionnait jusqu'à dix-huit selles par jour et a duré huit jours, décide le malade à rentrer à l'hôpital.

Le 11 octobre, veille de son entrée aux inhalations, nous trouvons :

A la *percussion* : en avant de la submatité sous les clavicules, plus prononcée sous la clavicule gauche. En arrière et à droite de la matité s'étendant presque jusqu'à la base de la poitrine, à gauche de la matité dans toute la région scapulaire.

A l'*auscultation*, nous trouvons, en avant, de la respiration soufflante et des petits craquements humides sous les deux clavicules, avec cette différence que ces bruits sont plus prononcés à droite qu'à gauche En arrière, on entend au sommet droit, une respiration rude un peu soufflante et des râles sous-crépitants un peu secs; au sommet gauche, nous retrouvons les mêmes signes à une plus faible intensité. Les vibrations thoraciques sont exagérées, surtout à droite.

Les crachats sont abondants, épais, et remplissent les trois quarts du crachoir. L'oppression est très forte. Les nuits sont mauvaises à cause de la fréquence de la toux; l'appétit est assez bon.

Poids : 53 k. 100

Taille : 1 m. 54.

Périmètre thoracique :

Force expiratrice : 7.

Dynamomètre : 42.

Capacité pulmonaire $1^l,500$ au lieu de $2^l,243$; capacité vitale correspondant à sa taille.

Entré aux inhalations le 12 octobre. Pendant les quatre ou cinq premiers jours, ce malade crache beaucoup quand il est dans la salle, mais son expectoration est très aqueuse, les crachats nagent dans une grande quantité de liquide et sont plus blancs.

Très rapidement, les nuits s'améliorent, le malade qui n'était pas laissé en repos par les quintes de toux arrive bientôt à ne plus tousser que deux ou trois fois par nuit et dort bien. L'oppression est beaucoup moins forte, l'expectoration diminue rapidement, le liquide n'est plus sécrété qu'en médiocre quantité au bout de quatre ou cinq jours ; mais il reste toujours plus abondant que les crachats. Le 18, le malade a eu une légère épistaxis.

Le 21 octobre, les signes stéthoscopiques ne sont guère modifiés, mais le malade se sent mieux et continue à se trouver bien des inhalations auxquelles il a une grande confiance.

Le 3 novembre, la *percussion* permet de constater encore une légère submatité sous les clavicules et de la matité dans la région scapulaire gauche et presque toute la moitié droite postérieure de la poitrine; cette matité semble pourtant avoir un peu diminué.

L'*auscultation* révèle : en avant, une respiration soufflante des deux côtés et sous les clavicules quelques petits craquements humides très rares à gauche, moins rares et moins petits à droite ; la voix est plus retentissante sous la clavicule droite. En arrière, aux deux sommets, la respiration est soufflante, un peu lointaine, accompagnée de quelques petits craquements que l'on entend également dans le lointain; les vibrations thoraciques sont exagérées. En un mot, l'induration domine.

L'appétit reste augmenté, la respiration est plus aisée, les crachats ont considérablement diminué, la toux est moins rauque.

Le poids est de 54 kilogs, soit une augmentation de 900 grammes en vingt-trois jours.

18 novembre. Rien de bien particulier à signaler.

5 décembre. A la *percussion*, on trouve, en avant, que la submatité qui existait il y a deux mois sous les clavicules, a diminué au point que la percussion paraît normale; en arrière, la matité persiste, mais elle a sensiblement diminué.

A l'*auscultation*, on trouve en avant une respiration rude avec expiration prolongée, mais plus aucune trace de râles. En arrière, les bruits respiratoires sont affaiblis, l'expiration horacique est prolongée, les vibrations thoraciques sont exagérées surtout à droite. De temps à autre, on entend quelques râles de bronchite. Malgré que les signes stéthoscopiques se soient beaucoup améliorés, il existe encore une induration pulmonaire très appréciable.

L'expectoration est presque nulle, de 300 ou 350 grammes, elle est descendue au volume insigniliant de deux cuillerées à café par jour ou 8 à 10 grammes.

L'essoufflement qui était très intense, est devenu très faible, l'insomnie assez prononcée a disparu.

Le poids est de 54 k. 875, soit une augmentation de près de 1800 grammes en moins de deux mois.

Capacité pulmonaire : 2 lit. 125.

Force expiratrice : 8,5.

Dynamomètre : 39.

OBSERVATION II (personnelle).

Tuberculose au troisième degré avec fièvre hectique.

R... (Charles) ; 24 ans, cocher, salle Chauffard, lit n° 2.

Père mort à 39 ans d'accident. Mère, morte à 39 ans phthisique. Il a deux sœurs, âgées de 22 et de 26 ans, toutes deux bien portantes.

La maladie a débuté en décembre 1886, par une toux coqueluchoïde accompagnée de fièvre, de sueurs nocturnes, d'anorexie. L'amaigrissement a été rapide pendant les trois premiers mois. Pas d'hemoptysie.

Le 1er février dernier, le malade est entré à Cochin, dans le service de M. Gouraud, avec de la fièvre et des sueurs nocturnes. Il en est sorti au bout d'un mois et a repris son travail pendant deux mois.

Le 17 mai, il est entré dans le service de M. Dujardin-Beaumetz, avec de la fièvre et des sueurs plus fortes qu'au mois de février.

Il en est sorti le 18 juillet pour aller passer dix jours à Vincennes, de Vincennes, il est allé passer quelques jours chez lui, enfin il est entré de nouveau le 16 août, chez M. Dujardin-Beaumetz avec une forte fièvre et des sueurs nocturnes abonnantes.

Sept ou huit jours après, on l'envoie pendant dit-huit jours aux inhalations dont il retire un grand bénéfice. Les étouffements très intenses qui nécessitaient des piqûres de morphines ont paraît-il, cessé subitement et comme par enchantement; à l'anorexie a succédé un bon appétit, l'expectoration qui dépassait 120 grammes, est devenue nulle; les forces ont augmenté, les sueurs ont graduellement disparu en huit ou dix jours. Neuf ou dix jours après la cessation des inhalations, l'amélioration n'a plus persisté, tout entière de violentes quintes de toux sont revenues et l'appétit a diminué; le malade pouvait néanmoins se livrer à quelques travaux sans être trop essoufflé.

Le 10 octobre, nous trouvons : à la *percussion* : matité sous la clavicule droite, submatité sous la clavicule gauche; en arrière, matité dans la région scapulaire gauche et matité de tout le côté droit de la poitrine.

A l'*auscultation* : on entend du souffle caverneux et du gargouillement sous la clavicule droite, une respiration soufflante et des craquements humides moyens sous la clavicule gauche.

En arrière, on trouve dans la fosse sus épineuse du souffle caverneux et du gargouillement plus nets qu'en avant, dans la fosse sus épineuse gauche se trouve du souffle tubo-caverneux et des râles sous-crépitants assez gros. Plus bas, des deux côtés, s'entend une respiration soufflante et des craquements humides. A droite le murmure respiratoire est diminué.

Poids : 51 k. 100 gr.

Taille 1 m. 58.

Périmètre thoracique 76.

Force expiratrice 13,5.

Dynamomètre 53.

Capacité pulmonaire 1 litre au lieu de 2,451 ; capacité vitale relative à sa taille.

Ce malade est entré aux inhalations le 11 octobre. Durant les trois ou quatre premiers jours, les crachats étaient noyés dans une grande quantité de liquide, puis l'expectoration s'est rapprochée de l'état normal en restant plus aqueuse, plus blanche et moins abondante.

L'oppression qui était très forte et nécessitait des piqûres de morphine a beaucoup diminué ; l'appétit s'est notablement augmenté. Le premier et le second jour, le malade a eu une légère épistaxis ; au bout de huit jours il avait engraissé de 500 grammes, il pesait 51 k. 600.

22 octobre. L'amélioration des dix premiers jours n'a pas persisté tout entière, depuis deux jours le malade est souvent réveillé par des quintes de toux ; cependant l'expectoration est moins abondante, plus blanche et plus aqueuse, l'oppression est beaucoup moins forte et l'appétit reste meilleur.

La *percussion* n'a pas changé.

A *l'auscultation*, on retrouve les mêmes signes, mais les râles sont moins nombreux.

Le 1er novembre, le malade a le soir une violente fièvre

accompagnée de délire et de violents maux de tête ; le thermomètre monte jusqu'à 40°,4, au délire qui dure jusqu'à une heure et demie du matin, succède un violent abattement. Il avait cessé la veille d'aller aux inhalations à cause de la fièvre assez forte, (39°,6) qui s'était déclarée.

La *percussion* n'a pas changé.

A *l'auscultation,* on entend sous la clavicule droite du souffle caverneux et quelques gros râles assez rares ; sous la clavicule gauche le souffle est intense, à timbre tubo-caverneux et les craquements humides sont rares. En arrière comme en avant les râles ont diminué, les autres bruits n'ont pas changé ; aux deux bases le murmure respiratoire est affaibli.

17 novembre, la fièvre hectique a diminué depuis cinq jours, elle oscille dans le voisinage de 38 degrés ; demain le malade retournera aux inhalations, après une période d'interruption de dix-huit jours.

Rien de particulier à signaler relativement aux signes stéthoscopiques.

5 décembre. Depuis quatre jours la fièvre oscille le soir entre 38° et 38°,5 ; mais du 25 novembre au 2 décembre, c'est-à-dire pendant six jours, elle n'a été qu'une fois inférieure à 39°, deux fois elle a atteint 39°,2 et une fois 39°,4. Cette fois les inhalations n'ont pas été suspendues et pourtant cette poussée fébrile n'a duré que six jours au lieu de douze, et son maximum a été de un degré inférieur au maximum de la période précédente : durant cette première période en effet, le thermomètre a atteint deux fois la température de 40°,4.

Il paraît évident que les inhalations n'ont exercé aucune influence fâcheuse sur la marche de la fièvre.

La *percussion* : la matité ne s'est modifiée sensiblement ni en avant ni en arrière ; la percussion n'est pas douloureuse en avant, mais elle l'est un peu dans la fosse sus épineuse droite.

A *l'auscultation* on entend sous la clavicule droite un

souffle très caverneux presque amphorique, des gargouillements à timbre un peu métallique, et de la pectoriloquie
aphone assez nette : il existe là, sous la moitié externe de la
clavicule droite, une caverne assez volumineuse séparée de la
cage thoracique par une paroi mince et indurée. Sous la
clavicule gauche existe une respiration soufflante et quelques
râles sous crépitants moyens, perceptibles surtout quand on
fait tousser le malade. En arrière, il existe à droite, à l'angle
interne de l'omoplate, un souffle caverneux intense et du gargouillement ; les râles caverneux ne sont pas très gros, ils
éclatent par bouffées et ont une certaine sécheresse. Au
sommet gauche on trouve une respiration tubo-caverneuse
et des râles sous crépitants moyens peu nombreux.

La laryngite tuberculeuse, survenue au mois de juillet,
s'est augmentée avec la fièvre.

Poids 49 k. 250.

Force expiratrice 18,5.

Dynamomètre 59.

Capacité pulmonaire 1 l. 675.

Remarque. — Chez ce malade très fébricitant, les
inhalations n'ont pas vraisemblablement exercé d'influence fâcheuse sur la marche de la fièvre, en effet,
une première fois, pendant les derniers jours du mois
d'août et la première quinzaine de septembre, il suit
dix-huit jours les inhalations et en retire un grand
bien, la fièvre et les sueurs disparaissent rapidement au
lieu d'augmenter.

Le 12 octobre dernier, le malade retourne aux inhalations et reste sans fièvre pendant les quinze premiers
jours ; la fièvre apparaît, il cesse les inhalations et
pourtant la fièvre se maintient à un chiffre très élevé
pendant douze jours : après avoir eu pendant quatre

jours une température oscillant le soir entre 38° et 38°,6, il retourne aux inhalations et la fièvre diminue encore de quelques dixièmes de degré pendant sept jours. Alors survient une nouvelle poussée, mais le malade n'interrompt pas les inhalations et, cette fois la température la plus élevée reste inférieure de un degré à la température la plus élevée de la période fébrile précédente, et elle s'amende en six jours au lieu de douze.

Les choses ne se seraient certainement pas passées ainsi, si l'acide sulfureux avait eu sur la fièvre une action nuisible.

OBSERVATION III.

(Due à l'obligeance de M. le Dr Auriol).

Bronchite tuberculeuse à la deuxième période. — Séjour prolongé dans une atmosphère chargée de vapeurs d'acide sulfureux.

Femme Frizat, de Castres (Tarn), âgée de 36 ans. Père mort à l'âge de 35 ans, resté huit mois malade, toussait, avait craché du sang. Mère bien portante. Deux de ses sœurs mortes, l'une à l'âge de 12 ans, de méningite tuberculeuse, l'autre à 22 ans, de bronchite tuberculeuse, restée dix-huit mois malade.

La malade a eu deux enfants qu'elle a allaités. L'un d'eux est mort à 18 mois *de convulsions*. Depuis qu'elle a sevré le dernier à 8 mois, ne pouvant plus le nourrir, elle a perdu l'appétit. Tousse sans discontinuer, a maigri et est inondée de sueurs la nuit. Les conditions matérielles de son existence sont des plus tristes. L'examen de la malade, pratiqué à cette époque, nous révèle : matité dans les deux sommets plus accusée à gauche, craquements humides dans les deux sommets, éclatant à l'oreille appliquée au niveau de la fosse sous-claviculaire.

Expectoration jaune *puréiforme*.

Fièvres le soir, doigts hypocratiques, aménorrhée ; en un mot tous les signes positifs de la tuberculose à la deuxième période.

Après quelques jours de repos, se trouvant améliorée, elle rentre avec son mari dans une usine où les vieux chiffons sont traités par l'acide sulfurique dans le but de détruire la chaîne-coton. Pour cela, les chiffons sont immergés dans un bain d'acide sulfurique, essorés et portés sur un calorifère pour les dessécher.

Elle passe toute la journée dans un calorifère, dont l'atmosphère est remplie de vapeurs d'acide sulfureux. En y pénétrant, on éprouve une sensation de constriction à la gorge, et de violentes quintes de toux en rendent le séjour à peine supportable.

La malade fait cependant tous ses efforts pour y résister, en raison du salaire plus élevé qu'elle reçoit, le personnel pour faire ce travail étant très difficile à recruter.

Deux mois après, d'un travail à peu près continu dans cette usine, cette femme vient nous apporter son enfant malade. Nous sommes frappé de son embonpoint, de sa fraîcheur contrastant avec son état à l'entrée dans cette usine.

La température moyenne de ces calorifères est d'environ 39 à 40°.

Elle nous raconte que depuis qu'elle travaille dans l'air chaud, sa bronchite a disparu, qu'elle ne tousse plus, qu'elle ne transpire plus la nuit et qu'elle a maintenant un appétit féroce.

L'examen de la poitrine, qui nous intéresse au plus haut point, nous révèle : une obscurité complète du murmure vésiculaire, de la matité dans les deux sommets. Absence absolue de tout bruit pathologique. Plus de toux, plus de sueurs nocturnes, pas d'expectoration.

Pendant deux ans, nous avons suivi la malade dont l'état s'est maintenu excellent et dont l'embonpoint a doublé.

Réflexions. — Il est certain, quoique l'examen des crachats n'ait pas été pratiqué, que cette malade était atteinte de tuberculose, et à la deuxième période; que sous l'influence des émanations continuelles de l'acide sulfureux auxquelles elle était soumise, les cultures qui s'étaient formées tout d'abord au sommet des deux poumons, sont devenues stériles; que la matité, qui persiste ainsi que l'obscurité de la respiration, doit être attribuée à la transformation fibreuse des ilôts tuberculeux.

OBSERVATION IV.

(Due à l'obligeance de M. le Dr Auriol).

Bronchite tuberculeuse confirmée par l'examen des crachats. — Traitement par les inhalations d'acide sulfureux. — Disparition des bacilles. — Guérison.

B. L...., femme âgée de 28 ans, habite Bellegarde. Son frère est mort il y a quelques jours après dix-huit mois de maladie, toussait, crachait, avait maigri. Depuis sa grossesse (7 mois), elle maigrit, a perdu l'appétit, crache du sang, tousse continuellement.

L'examen de la malade, pratiqué à ce moment, nous révèle : à la percussion, une obscurité du son dans le sommet gauche; un mélange de craquements secs et humides perceptibles en avant et en arrière dans le sommet gauche. Les quintes de toux ne cessent pas et empêchent le sommeil. Les crachats sont jaunes, puriformes. Leur examen nous fait constater la présence de bacilles très nombreux. L'inoculation d'une parcelle de crachat (après constatation des bacilles) diluée dans de l'eau distillée et inoculée à un *cobaye-*

neuf amène au bout de deux mois la mort de cet animal (*tuberculose généralisée avec granulations extrêmement abondantes sur le péritoine*).

La malade est soumise au traitement suivant : Dans une pièce de faible capacité, on fait brûler de la fleur de soufre sans que la quantité ait pu être fixée; on prend soin d'ouvrir la fenêtre quand les vapeurs sont trop intenses, la malade séjourne dans cette atmosphère une heure le matin et une heure le soir. Au début, il se produit des quintes de toux tès pénibles; le 2ᵉ jour il se produit même une hémoptysie, demi verre de sang rutilant. Nous engageons la malade à persister, et pour l'encourager, nous séjournons avec elle dans cette atmosphère.

Les crachats sont examinés tous les jours. Les deux premiers jours, il ne se produit aucune modification dans les crachats. A partir du quinzième jour, il est très difficile de retrouver des bacilles, et l'on est obligé de parcourir attentivement le champ de la préparation qui, auparavant, en contenait des quantités.

En même temps que nous constatons cette diminution du nombre des bacilles, l'expectoration diminue, change de caractère : de puriforme qu'elle était, elle devient blanchâtre, renferme peu de leucocytes, et, après les séances d'inhalations suivies religieusement, et sous ma surveillance, tous les jours a pris une réaction nettement acide, en même temps l appétit devient meilleur, l'embompoint revient, les sueurs disparaissent. L'accouchement se fait dans d'excellentes conditions au 9ᵉ mois; l'enfant est mis en nourrice et le traitement est continué. Aujourd'hui, dix-huit mois après, les bacilles ont entièrement disparu, leur inoculation à des cobayes qui est restée positive pendant quatre mois, est devenue négative.

Les phénomènes morbides perçus à l'auscultation et à la percussion, ont disparu, et la malade peut être considérée comme guérie.

OBSERVATION V.

(Observation due à l'obligeance de M. le Dr Delon, ancien interne
des hôpitaux de Paris).

Bronchite tuberculeuse. — Traitement par les inhalations sulfureuses. — Guérison persistante douze mois après.

X..., ouvrier au chemin de fer, âgé de 32 ans, vient à ma
consultation au mois de décembre 1886, à Arles.

Il tousse, a maigri, crache du sang ; le sommet gauche est
le siège d'une foule de craquements humides disséminés et
perçus en avant et en arrière. Souffle caverneux à droite.
Expectoration très abondante surtout le matin. Les crachats
ont cette couleur particulière ressemblant à de la purée de
pois avec quelques filets de sang.

La toux continuelle, l'insomnie, le défaut d'appétit, les
vomissements et l'état général (fièvre, etc.) du malade
donnent si peu d'espoir que, croyant à une fin prochaine, je
ne prends pas la peine d'envoyer les crachats à l'analyse de
mon voisin et excellent ami, le Dr Auriol de Bellegarde.

Cependant, je lui conseille de se soumettre (en désespoir de
cause) à l'action des inhalations sulfureuses telles qu'elles
ont été formulées par mon collègue et dont j'ai retiré, je
l'affirme, les meilleurs résultats, lui disant que si ce traitement ne réussit pas, il n'y a plus rien à faire.

Le malade s'y soumet avec assiduité trois fois par jour, et
pendant près de cinq à six mois. Je revois dans l'intervalle,
tous les quinze jours, le malade que je suis surpris de trouver
chaque jour amélioré. Pendant les premiers jours, les crachats, plus nombreux, sont devenus moins abondants, leur
couleur qui était celle de la purée est devenue blanchâtre,
l'appétit qui était nul, s'est réveillé, l'amaigrissement qui était
extrême a été remplacé par de l'embonpoint et une augmentation de 12 kil. en six mois de temps.

Les bruits morbides perçus au sommet, ont disparu, et il ne

reste aujourd'hui, après un an, que le souffle caverneux que j'ai signalé.

Il est indéniable que ce malade incontestablement phthisique et très avancé, a été absolument amélioré, si ce n'est guéri, grâce aux inhalations sulfureuses.

OBSERVATION VI (personnelle).

Tuberculose au second degré avec emphysème.

P... (Eugène), 18 ans, sculpteur sur bois. Salle Chauffard, lit n° 20.

Son père, âgé de 46 ans, a eu en 1871 une pleurésie sans suites.

Sa mère est morte d'accident en 1871.

Le malade a deux frères et deux sœurs nés d'une autre mère, tous quatre sont bien portants.

Au mois de juillet 1884, il a eu la fièvre typhoïde.

Sa maladie a débuté le 14 juillet 1885, à la suite d'un bain froid. Quatre ou cinq semaines après cette date, il a eu, dans l'espace de huit jours, cinq ou six hémoptysies et a craché chaque fois de 20 à 25 grammes de sang. Dès le début, il y a eu de la fièvre, des sueurs abondantes, une anorexie prononcée, une toux quinteuse avec expectoration rare, un amaigrissement rapide. La fièvre a duré un mois, les sueurs deux mois et demi.

Au bout de deux mois et demi le malade sort amélioré de chez M. Gouraud.

Mais trois mois après, il rentre à l'hôpital dans le service de M. Gombault avec de la fièvre et des sueurs abondantes, la fièvre dure un mois et demi, les sueurs trois, puis se sentant mieux, il sort de l'hôpital.

Deux mois après, il entre de nouveau à l'hôpital avec des sueurs, mais peu de fièvre y reste deux mois et ressort pour huit mois.

Enfin au mois de juin dernier, il entre dans le service de M. Dujardin-Beaumetz.

Il se plaint d'anorexie continuelle, de sueurs nocturnes abondantes, le soir sa température s'élève à 38°5, presque toutes les semaines, il a un peu de diarrhée qui ne dure guère qu'un jour.

Poids, 53 kil. 075 grammes.

Taille 1 m. 65.

Périmètre thoracique, 82 cent.

Force expiratrice 7.

Dynamomètre, 37.

Capacité pulmonaire, 2 lit 250 au lieu de 2.815, capacité vitale relative à sa taille.

Le 10 octobre, nous trouvons en avant la *percussion* un peu douloureuse, pas de matité appréciable. La respiration est rude, l'expiration prolongée à droite, un peu soufflante à gauche.

En arrière, matité aux deux sommets, respiration rude, expiration prolongée, un peu soufflante à gauche, petits râles sous-crépitants un peu plus nombreux à gauche.

Expectoration muco-purulente d'environ 300 gr. par jour, oppression intense surtout la nuit.

Entré aux inhalations le 11.

21 octobre. Le malade est moins oppressé, il dort mieux, n'est plus réveillé si souvent par les quintes de toux qui ont diminué en nombre et en intensité, l'expectoration a diminuée de moitié, elle est devenue plus aqueuse, plus blanche et se fait plus facilement, l'appétit n'a pas été modifié.

Durant les trois ou quatre jours, l'expectoration était très aqueuse, les crachats nageaient dans une grande quantité de liquide. Le deuxième, le troisième et le quatrième jour, le malade a un peu saigné du nez.

La percussion présente les mêmes caractères qu'il y a onze jours. L'auscultation révèle des râles plus fins et moins nombreux. Abcès furonculaires au lobule de l'oreille droite.

2 novembre. En avant la percussion donne une sonorité qui nous paraît plutôt exagérée que normale, la respiration est rude, surtout l'inspiration qui est un peu humée et dénote un peu d'emphysème.

En arrière, la percussion n'a pas changé, les bruits respiratoires se sont affaiblis sauf à l'épine de l'omoplate gauche où l'on entend une respiration faiblement soufflante. Les craquements humides sont devenus très rares.

L'appétit a légèrement diminué. Le soir, il y a entre 7 et 9 heures de violentes quintes de toux, les nuits sont intermittentes, tantôt le malade passe une nuit presque entière sans tousser, tantôt il tousse beaucoup. Les crachats sont rares, la toux est surtout une toux d'irritation.

15 novembre. La *percussion* est comme le 2, l'inspiration est toujours rude, humée, l'expiration est prolongée sous la clavicule droite. En arrière on perçoit à droite une respiration soufflante aux deux temps et quelques craquements humides au sommet. A gauche il y a aussi de la respiration soufflante et des craquements humides, mais ceux-ci sont moins nombreux et plus petits qu'à droite. Dans le reste de la région scapulaire des deux côtés les bruits respiratoires sont diminués. Les signes stéthoscopiques se transforment en signes d'induration pulmonaire.

Le malade a moins d'irritation, tousse moins, repose assez bien la nuit : l'appétit est stationnaire, la respiration plus facile.

5 décembre. *Percussion* : Sans changement appréciable. *Auscultation* : En avant pas de rales appréciables, bruits respiratoires affaiblis, un peu d'emphysème.

En arrière et à droite : diminution dans l'intensité des bruits respiratoires, de loin en loin on entend quelques petits craquements humides à peine perceptibles. Au sommet gauche la respiration est soufflante, mais lointaine, on ne perçoit directement aucun râle.

L'expectoration qui, avant les inhalations, s'élevait à près

de 300 grammes est tombée actuellement à 60 ou 70 grammes
d'un liquide clair dans lequel nagent quelques crachats. La
fièvre est à peu près nulle, les sueurs se montrent très rare-
ment et en très faible quantité. L'oppression qui était très
intense a beaucoup diminué.

Poids 53 kil. 850, soit une augmentation de 775 grammes.
Dynamomètre, 42.
Force expiratrice, 10.
Capacité pulmonaire, 21. 575 c. c.

OBSERVATION VII (personnelle).

**Infiltration tuberculeuse des deux poumons avec tubercules
en voie de ramollissement.**

L... (Nicolas), 47 ans, journalier, salle Woillez ; lit n° 10.
Antécédents de famille inconnus.

En 1865, le malade a eu le choléra et la fièvre typhoïde.
Sa maladie a débuté au mois de septembre 1885 par une
bronchite, des sueurs nocturnes excessivement abondantes
qui ont duré cinq mois.

En février 1886, il est entré à la Charité où il est resté
environ sept semaines ; ayant repris des forces il est sorti et
a travaillé du mois de mai 1886 au mois de juillet 1887
époque à laquelle il est entré à l'hôpital Cochin dans le
service de M. Dujardin-Beaumetz.

Il a eu une hémoptysie d'environ 250 grammes ; des
sueurs abondantes, de l'anorexie, et a maigri rapidement au
début. Pas de diarrhée. C'était un grand buveur.

Le 13 octobre, nous trouvons à la *percussion* : en avant,
submatité sous les clavicules, et percussion douloureuse ;
ces phénomènes sont plus marqués à gauche.

En arrière, matité aux deux régions scapulaires, plus
marquée à droite : la percussion est douloureuse à gauche.

L'auscultation révèle : en avant de l'expiration prolongée
et quelques râles sous crépitants à droite ; à gauche, l'ex-

piration est prolongée et les râles sous crépitants sont plus rares et plus petits, on entend surtout des râles sibilants. Les vibrations thoraciques sont très exagérées, les bruits respiratoires sont lointains, voilés, l'induration pulmonaire est très prononcée. En arrière on entend une respiration un peu soufflante à droite, surtout à l'expiration, et quelques petits râles humides plus nets qu'en avant, mais à peine plus marqués à droite qu'à gauche.

Les crachats jaunâtres, mucopurulents, épais, adhérant au fond du vase, se détachent difficilement et provoquent de violentes quintes de toux ; ils remplissent tous les jours la moitié d'un crachoir.

Poids 57k,600 ;

Taille 1m, 62 ;

Périmètre thoracique 89,5 ;

Dynamomètre 47 ;

Capacité pulmonaire 11,275 c. c. au lieu de 21. 650 ,

apa cité vitale correspondant à sa taille.

Ce malade a commencé les inhalations le 14 octobre. Le premier jour ; elles lui auraient valu des maux de tête et des vomissements. L'expectoration est bientôt devenue moins abondante, moins épaisse, s'est faite plus facilement. La toux est devenue moins fréquente, le sommeil meilleur, il n'y a plus que deux ou trois quintes par nuit ; tandis qu'avant le malade toussait et crachait presque toute la nuit. Le malade se sent beaucoup moins oppressé, surtout quand il est au repos ; l'appétit n'a pas été modifié.

Alimentation 1/2 degré

Le 20 octobre, sans beaucoup que les râles ont diminué, mais l'induration et surtout se font les nettement.

Le malade dort très bien, l'oppression a beaucoup diminué.

18 novembre, le malade ne va plus aux inhalations depuis huit jours, la salle n'étant pas chauffée, il y prend froid.

Les râles et autres bruits respiratoires diminuent, au

contraire les signes d'induration pulmonaire deviennent plus manifestes, surtout à droite.

En avant la respiration est un peu emphysémateuse.

3 décembre. La percussion s'est peu modifiée, elle est devenue plus sonore en avant. Dans la fosse sus épineuse droite, elle est douloureuse. A l'*auscultation* on trouve en avant et en arrière une grande diminution des bruits respiratoires ; au sommet droit on perçoit distinctement quelques craquements humides.

Le malade est toujours moins oppressé qu'avant d'aller aux inhalations, le jour il tousse peu, mais ses nuits ne sont pas aussi bonnes qu'il y a quelques jours, il est souvent réveillé par des quintes de toux très pénibles dues aux crachats épais qui se détachent difficilement. Nous croyons que ce malade gagnerait à coucher dans une atmosphère sulfureuse, son expectoration se ferait plus facilement et les quintes seraient moins pénibles.

Poids 58k.225 gr., soit une augmentation de 625 grammes ;

Force expiratrice 15 ;

Dynamomètre 53 ;

Capacité pulmonaire 1800.

OBSERVATION VIII (personnelle).

Tuberculose au deuxième degré avec complication d'emphysème
en avant de la poitrine.

C. (Paul), 33 ans, typographe, entré le 19 octobre, salle Beau, lit n° 19.

Son père est mort à 67 ans, d'une affection chronique de poitrine.

Sa mère est morte à 43 ans, à la suite d'un accident. Le malade a deux frères dont l'un est mort en 1881, à 20 ans, d'une fluxion de poitrine ; l'autre, âgé de 39 ans, se porte bien.

La maladie a débuté au mois de septembre 1884, dès le

début se sont montrées : la fièvre qui a duré quinze jours, des sueurs nocturnes qui ont duré six semaines et des hémopty- sies légères, qui pendant quatre ou cinq jours ont donné environ 40 ou 50 grammes de sang tous les jours, l'essouffle- ment était très prononcé, l'anorexie complète. A cette même époque, le malade avait une diarrhée qui a duré trois mois, avec quelques intermittences de bien être ; l'amaigrissement a été rapide. Entré à Tenon, pendant trois mois et demi, il en est sorti au mois de janvier 1885, et a repris son travail pendant quatorze mois.

Du mois de février 1886, au mois de juin de la même an- née, le malade n'a plus pu continuer régulièrement son tra- vail. Il est entré à la fin du mois de juin 1886, dans le service de M. le Dr Gouraud, à l'hôpital Cochin, où il est resté qua- tre mois : à la fin du mois d'octobre, se sentant un peu mieux, il est sorti et s'est livré de nouveau à un travail intermittent jusqu'au 19 octobre dernier, date de sa rentrée à Cochin, dans le service de M. le Dr Dujardin-Beaumetz.

Le malade nous dit avoir de temps à autre des crachats striés de sang. Il est très essouffié, le produit de son expec- toration est très épais, complètement adhérent au vase, et d'environ 200 grammes par jour.

Poids, 68 kil. 375.

Dynamomètre, 59.

Force expiratoire, 13.

Taille, 1m. 77.

Capacité pulmonaire, 1 lit. 666, au lieu de 3, 387.

Périmètre thoracique, 88.

Le 22. L'examen stéthoscopique nous donne : En avant : une sonorité plutôt exagérée que normale, une inspiration rude légèrement humée, une expiration rude et prolongée, quelques craquements humides ; ces bruits perçus de deux côtés prédominent à gauche.

En arrière, matité dans les deux régions scapulaires ; cette matité est plus prononcée au sommet gauche, mais au sommet droit, la percussion est douloureuse dans toute la fosse sus-épineuse; l'auscultation révèle du souffle bronchique et des craquements humides assez petits à gauche, plus gros et plus nombreux à droite.

Le 2 novembre : Percussion identique en avant et en arrière; auscultation : en avant, quelques râles sibilants et quelques rares craquements humides des deux côtés.

En arrière : souffle lointain, voilé, quelques petits râles humides.

L'expectoration est devenue moins épaisse, plus blanche plus aérée, plus catarrhale en un mot; la toux est sèche, les nuits et l'appétit sont améliorés; la respiration est plus libre ; mais le malade se plaint d'une vive irritation dans la trachée.

Le 5. Le malade se refroidit et prend une bronchite aiguë fébrile qui dure huit jours.

Le 18. Percussion : sonorité exagérée en avant, matité dans les deux fosses sus-épineuses, cette matité est plus marquée à gauche; de ce côté, la percussion est légèrement douloureuse.

A l'auscultation, on n'entend plus en avant qu'un faible souffle lointain et des craquements très petits et très rares. En arrière la respiration est soufflante, surtout à gauche et l'on entend de ce côté des râles sous-crépitants moyens, un peu secs ; à droite, il n'y a plus que de rares petits craquements humides.

L'expectoration est rendue en même quantité qu'au début ; mais elle est beaucoup moins épaisse, les crachats qui étaient primitivement adhérents au vase sont mêlés à une certaine quantité de liquide et aérés; en réalité la partie solide de l'expectoration a notablement diminué. La toux est moins fréquente ,mais plus quinteuse. Les nuits sont bonnes, l'appétit toujours le même. Pas de fièvre vespérale.

Le 5 décembre. Percussion : aucune modification appréciable.

Auscultation : En avant les bruits respiratoires sont affaiblis, on entend dans le lointain une respiration rude et une expiration prolongée ; à droite, on ne perçoit plus nettement aucun râle, à gauche, sous la clavicule, on entend quelques craquements humides, très rares et très petits.

En arrière, on entend au sommet gauche, quelques petits craquements humides, et une respiration soufflante ; à droite, la respiration est moins soufflante, et l'on ne perçoit que quelques petits craquements secs dans la fosse sus-épineuse.

L'expectoration qui était d'environ 200 grammes, au début des inhalations, est tombée à environ 60 grammes, elle est plus blanche et beaucoup moins épaisse.

Avant de se soumettre, au traitement, le malade dormait très peu par suite de l'oppression, et des nombreuses quintes de toux qui le réveillaient à chaque instant ; actuellement, il n'est pas réveillé par la toux, se sent peu oppressé et beaucoup plus fort. Il n'a pas de fièvre vespérale.

La bronchite aiguë qu'il a contractée, le 5 novembre, l'avait fait maigrir de plus d'un kilog. Le 12, il ne pesait plus que 67 kilogs 350 gr., actuellement son poids est de 69 kilogs.

Dynamomètre, 63.

Force expiratrice, 15, 5.

Capacité pulmonaire, 2 l. 450 cc.

OBSERVATION IX.

(Résumé d'une observation publiée par M. Sollaud dans les Archives de médecine navale du 15 avril 1887).

Phthisie pulmonaire ulcéreuse remontant à treize mois. — Neuf semaines de séjour dans l'atmosphère sulfureuse. — Guérison.

F... (Léon), 26 ans, sergent au 1er régiment d'infanterie de marine.

Sa mère et ses deux sœurs se portent bien et n'ont eu aucune maladie grave.

Son père a craché du sang et a succombé à une affection de poitrine de longue durée.

En juin 1885, il est pris d'un refroidissement prolongé et d'une hémoptysie abondante qui lui fait cracher trois verres de sang. De juin à octobre, il passe en deux fois soixante-dix jours à l'hôpital et a quelques hémoptysies moins abondantes. La toux, d'abord sèche, s'était accompagnée de crachats muqueux striés de sang. L'appétit avait diminué, il y avait de la diarrhée, de l'amaigrissement, de l'essoufflement, des sueurs nocturnes et un léger mouvement fébrile vespéral.

Palpation. — Exagération des vibrations vocales au sommet des deux poumons ; insensible en avant et à gauche, légère en arrière du même côté, cette exagération est plus prononcée à droite, dans la fosse sous-claviculaire et surtout dans les fosses sus et sous-épineuses.

Percussion. — Diminution de la sonorité thoracique en avant et submatité en arrière et à gauche. Matité complète au sommet du poumon droit.

Auscultation. — A gauche : diminution du murmure vèsiculaire en avant ; en outre, expiration forte et prolongée en arrière. A droite : râles sous-crépitants fins et secs ; exagération du retentissement vocal et souffle tubaire ; en avant, râles sous-crépitants à grosses bulles ou craquements humides, et bronchophonie en arrière.

On l'envoie passer trois mois à Toulon ; là, il a trois ou quatre hémoptysies qui l'affaiblissent beaucoup. A son retour à Cherbourg, on observe un amaigrissement plus prononcé ; continuation des sueurs nocturnes, de la diarrhée, nappétence, fièvre subcontinue, dyspnée, douleurs persistantes entre les épaules au voisinage de la fosse susépineuse droite, toux fréquente et grasse, expectoration de crachats opaques de forme nummulaire, augmentation de la matité en arrière et à gauche, râles crépitants fins et secs au même niveau, craquements humides en avant et à droite, et enfin, souffle caverneux, gargouillement et retentissement métallique de la voix en arrière, du même côté.

Après sept semaines de séjour à l'hôpital pendant lesquelles il est soumis à un traitement réparateur, il sort un peu amélioré, passe à l'infirmerie vingt jours durant lesquels l'amélioration continue et le poids augmente de 500 grammes. Les symptômes persistants sont des sueurs, une toux quinteuse, une expectoration grasse, abondante, nummulaire, fétide, suivie parfois des vomissements alimentaires ou bilieux.

Les crachats renferment des bacilles.

Les signes physiques, légèrement accusés à gauche (respiration normale en avant, rude avec expiration prolongée et quelques râles sous-crépitants fins en arrière) demeurent absolument stationnaires au sommet du poumon droit, aussi bien en avant qu'en arrière.

En moins de six semaines de fumigations, on constatait l'amélioration suivante : Douleurs thoraciques moins intenses, quintes de toux moins pénibles et presque complètement disparues. Crachats moins homogènes, moins épais, blanchâtres, aérés, se détachant aisément et ne produisant plus de vomissements. Le nombre des bacilles avait notablement diminué. La diarrhée et la fièvre vespérale avaient cessé; respiration plus libre, appétit bon, augmentation du poids; 8 kil. 500 (de 59 kil. 500 à 63 kil.). Les sueurs nocturnes ont diminué.

Percussion. — Résonnance thoracique normale dans tout le côté gauche de la poitrine; diminution légère de cette résonnance en avant et à droite dans la fosse sous-claviculaire, inutile dans la fosse sus-épineuse.

Auscultation. — Respiration un peu soufflante à gauche et en arrière, expiration prolongée à droite et en avant, râles crépitants fins et secs et souffle tubaire en arrière et du même côté.

Vers la fin de juillet, le sergent F... se plaint encore d'essoufflement à la suite d'efforts prolongés, d'une douleur vague au côté droit de la poitrine, de sueurs nocturnes ; il tousse matin et soir, son expectoration est toujours abondante, mais facile.

La percussion ne donne plus qu'un peu de submatité dans la fosse sus-épineuse droite ; l'auscultation n'indique qu'une respiration rude, soufflante, avec expiration prolongée sans traces de râles.

Les crachats ne contiennent plus que quelques rares bacilles.

Ces bacilles disparaissent complètement vers le milieu du mois d'août.

Enfin, le 18 septembre, le sergent F... réussit à se faire envoyer à l'hôpital, mais il est renvoyé le surlendemain avec cette mention :

« *Exeat illico*. Accuse un léger point douloureux à droite.
« Aucun symptôme si léger qu'il soit de lésions pulmonaires.
« Si ces lésions ont jadis existé, elles sont actuellement in-
« trouvables. »

Poids, 67 k. 500.

Observation X (personnelle).

Hémoptoïque ayant les deux sommets indurés et infiltrés de tubercules commençant à se ramollir à droite.

Bouzy (Henri), 31 ans, employé de commerce (nouveautés) salle Chauffart, n° 6.

Sa mère est morte à 53 ans d'un cancer au sein.

Son père est encore vivant et bien portant.

Le malade a trois sœurs et un frère bien portants dont l'âge est compris entre 21 et 41 ans.

Il est parti à la fin d'avril un peu fatigué faire ses treize jours. Au bout d'une dizaine de jours de service, il a eu mal à la gorge et une toux coquelucho͏̈de qui a diminué par le repos, mais n'a jamais disparu.

A la fin du mois de mai, il a senti des douleurs dans l'épaule gauche, la toux était fréquente, les crachats jaunâtres. Le 15 juin est survenu une hémoptysie qui a fait rendre au malade environ un plein verre de sang plus ou moins caillé. Jusqu'au 7 juillet, date de son entrée à l'hôpital, il a eu une douzaine d'hémopysies, la dernière très abondante et très tenace a été traitée dans le service par les injections d'ergotine.

A l'examen, nous trouvons le 21 juillet que la percussion est douloureuse dans toute la région scapulaire ; au sommet droit on constate de la submatité ; on trouve aussi un peu de submatité sous la clavicule gauche.

A l'auscultation, on entend en arrière et aux deux sommets la propagation des bruits du cœur; une respiration légèrement soufflante plus marquée à droite qu'à gauche, cette respiration soufflante est plus forte en avant de la poitrine qu'en arrière. Au sommet gauche existaient quelques petits râles sous-crépitants ; au sommet droit, ces râles sont plus nombreux et plus gros; mais c'est en avant de la poitrine qu'on les perçoit le mieux.

En résumé : Sommets indurés infiltrés de tubercules commençant à se ramollir à droite.

Remarque. — Nous publions cette observation parce qu'elle se rapporte à un malade ayant eu de nombreuses hémoptysies dont la dernière très abondante et très tenace, a fini par céder aux injections d'ergotine et n'a pas reparu sous l'influence des inhalations. Bien mieux cet hémoptoïque, pendant les dix-huit ou vingt jours qu'il a suivi assidûment les inhalations sulfureuses, n'a plus eu trace de sang dans ses crachats. Ce malade a quitté l'hôpital très amélioré.

OBSERVATION XI (personnelle).

Tuberculeux fibricitant : infiltration tuberculeuse des deux poumons avec tubercules en voie de ramollissement au sommet
droit. Malade capricieux, va irrégulièrement aux inhalations
pendant vingt-cinq jours, n'en tire aucun bénéfice appréciable.

F. (Louis), 18 ans, journalier entre, le 24 septembre, salle
Chauffard, lit n° 9.

Son père, âgé de 53 ans, et sa mère, âgée de 55 ans, jouis-
sent tous deux d'une bonne santé.

Ses deux sœurs, âgées l'une de 17 ans, l'autre de 14, se
portent bien; son frère, âgé de 7 ans, est d'un tempérament
lymphatique.

A la fin du mois d'août dernier, le malade a été pris d'une
bronchite occasionnée par un refroidissement. A huit jours
d'intervalle, il a eu deux hémoptysies assez légères : il n'a
guère rendu chaque fois qu'un verre à liqueur de sang.

Actuellement le malade a, encore des sueurs nocturnes, un
peu d'anorexie et souvent sa température monte le soir jusqu'à 38° ou 38°,5.

Le 11 octobre, date de son entrée aux inhalations, nous
trouvons un peu de matité sous la clavicule droite et une légère submatité sous la clavicule gauche.

L'auscultation nous révèle à droite une respiration soufflante et des râles sous-crépitants assez gros ; à gauche,
l'expiration est prolongée, rude, un peu soufflante, mais on
ne perçoit pas d'autres bruits respiratoires.

En arrière, la percussion indique de la matité à droite dans
la région scapulaire et seulement un peu de submatité à gauche; l'auscultation indique à droite une respiration soufflante
et des râles sous-crépitants moyens; à gauche, la respiration
est rude avec respiration prolongée et râles sibilants; ces
derniers râles se trouvent aussi dans le reste de la poitrine.
Les vibrations thoraciques sont exagérées, surtout à droite

Ce malade est entré aux inhalations le 11 octobre; l'expectoration, qui était assez faible, est devenu plus abondante et très aqueuse les premiers jours; elle a blanchi puis est retombée au volume ordinaire, mais les crachats solides sont moins nombreux. Au bout de trois ou quatre jours, le malade n'a plus toussé dans la salle qu'en y entrant; il avait alors six ou sept quintes de toux qui se renouvelaient en sortant. L'appétit, déjà assez bon, a été notamment augmenté; à cette date, le malade pesait 55 kil. 800 gr.

Le 18, le malade a augmenté de 429 gr., il pèse 56 k. 250 gr.

Le 21, la percussion n'est pas modifiée, l'auscultation décèle à droite, sous la clavicule et dans la fosse sus-épineuse, de gros râles sous-crépitants. A gauche, la respiration est soufflante, l'inspiration très rude, pas de râles en arrière, à peine en distingue-t-on quelques-uns sous la clavicule.

Le 26, le poids est de 56 kil.

Le 2 novembre, la percussion est sensiblement la même à droite; à gauche, la submatité est plus prononcée.

L'auscultation permet de constater à droite une diminution dans le nombre et la grosseur des râles. A gauche, rien ne paraît changé, sauf les vibrations thoraciques et la propagation des bruits du cœur qui ont augmenté.

Le poids est de 55 kil. 450, l'appétit reste bon, les nuits aussi.

Le 13. La percussion n'a pas changé; peut-être la submatité s'est-elle un peu accentuée sous la clavicule gauche. A l'auscultation on constate une diminution du nombre et de la grosseur des craquements humides; à droite, sous la clavicule gauche, on entend nettement des petits râles sous-crépitants; les mêmes phénomènes se passent en arrière : là aussi, les râles ont diminué à droite et sont devenus très perceptibles au sommet gauche.

Si le côté droit semble s'être amélioré, le côté gauche présente des lésions plus accentuées.

Ce malade a cessé d'aller aux inhalations depuis huit

jours. Son expectoration ayant diminué, il se croit mieux portant et demande à aller à Vincennes.

Le 17 novembre. Poids, 55 kil.

OBSERVATION XII (personnelle).

Infiltration tuberculeuse des deux sommets avec tubercules en voie de ramollissement surtout à droite. — Induration très prononcée du sommet droit.

G. (Henri), 17 ans, cordonnier.

Son père, âgé de 50 ans, est probablement mort, il l'a toujours connu bien portant. Sa mère est morte d'accident à 28 ans. Une sœur, âgée de 20 ans, se porte bien. Un frère, âgé de 13 ans, est aux Enfants assistés.

Cinq ou six frères ou sœurs sont morts il ne sait de quoi. Ses frères et sœurs et lui-même sont de tempérament scrofuleux.

La maladie a débuté au mois de juillet dernier par de la fièvre, des sueurs et de l'anorexie ; la fièvre dépassait parfois 39 degrés et a duré quinze jours, le malade a eu des hémopty sies pendant deux jours et a craché un plein verre de sang ; il a eu trois épistaxis survenues pendant trois jours consécutifs, la première épistaxis, la plus abondante, a donné environ 100 grammes de sang.

Dès le début, il entre à l'hôpital Cochin dans le service de M. Gouraud, il en sort au bout de vingt-quatre jours pour aller à Vincennes où il passe quinze jours. Là, il est souvent pris de vomissements après ses repas. Il quitte Vincennes pour passer quelques semaines chez lui. Enfin, le 26 octobre, il entre salle Beau, dans le service de M. Dujardin-Beaumetz.

Poids, 42 k. 775.

Dynamomètre, 21.

Force expiratrice, 7.

Spiromètre, 1ˡ,400.

Le 28. *Percussion.* — Matité sous la clavicule droite matité dans les deux régions scapulaires avec prédominance dans
la fosse sus-épineuse droite.

Auscultation. — Sous la clavicule gauche, respiration
rude, soufflante, craquements humides petits et rares. Sous
la clavicule droite, affaiblissement des bruits respiratoires,
propagation très nette des bruits du cœur, vibrations thoraciques très exagérées ; en un mot, induration notable ; les
craquements humides sont plus nombreux et plus gros qu'à
droite. Au sommet gauche, respiration rude, soufflante, râles
à peine perceptibles. Au sommet droit, respiration soufflante
vibrations exagérées, retentissement de la voix, craquements
humides peu volumineux. Entré aux inhalations le 28 octobre ; l'expectoration est d'environ un demi crachoir en
vingt-quatre heures.

Le soir, le malade a d'ordinaire un peu de fièvre ; souvent,
le thermomètre monte à 38°,5.

Le 5 novembre, nous ne trouvons aucun changement appréciable dans les signes stéthoscopiques.

Le malade se plaint de ne pas dormir, non que la toux
l'en empêche, celle-ci est au contraire moins fréquente : il ne
dort pas parce qu'il n'a pas sommeil. L'oppression est un
peu moindre ; l'appétit n'a pas été modifié.

Le 15. Percussion identique. A l'auscultation, on entend
en avant, une respiration soufflante et des râles sous-crépitants moyens. A gauche la respiration est toujours soufflante;
les craquements sont devenus plus nombreux et plus gros
qu'ils n'étaient le 28 octobre.

En arrière, les râles paraissent aussi avoir un peu augmenté en nombre et en volume, notamment au sommet gauche.

Poids du 13 novembre, 43 k. 650, soit une augmentation de
875 grammes. Cette augmentation ne persiste pas ; à partir du
13 novembre, elle diminue, sous l'influence de la diarrhée et
de la fièvre vespérale ; le soir, le thermomètre s'élève ordinaire-

ment à 38°,5. Le 21, date de la dernière pesée, le poids n'est plus que de 42 k. 550.

Ce malade sort le 25 ou 26 novembre matin par caprice, sans avoir été examiné à nouveau. Ses inhalations ont duré seulement quatre semaines.

OBSERVATION XIII (personnelle).

Tuberculeux au troisième degré n'ayant pu supporter les inhalations.

U... (Frédéric), 39 ans, garçon de café, salle Beau, lit n° 2.

Son père, âgé de 81 ans, a eu une hémiplégie au mois de février dernier.

Sa mère, agée de 76 ans, a toujours toussé l'hiver ; elle est sans doute atteinte d'une bronchite chronique.

Il a deux sœurs et deux frères, l'un des frères est mort tuberculeux à l'âge de 41 ans; les trois autres enfants se portent bien.

La maladie a débuté au mois de septembre 1886 par une toux coqueluchoïde ; ni fièvres, ni sueurs ; anorexie et amaigrissement rapide. Les sueurs ont apparu au mois de janvier et ont duré deux mois. Au mois d'avril, hémoptysie ; au mois de mai, laryngite interne ; actuellement la voix est très rauque. Au mois de septembre dernier, la diarrhée s'est montrée pendant huit jours.

A commencé les inhalations le 12.

12 octobre. A l'examen, nous trouvons, en avant et à gauche de la matité avec percussion douloureuse ; à droite, de la submatité. A l'auscultation, nous trouvons, sous la clavicule gauche, du souffle amphorique et des gargouillements abondants que l'on perçoit encore à une assez grande distance de la clavicule, la pectoriloquie aphone se perçoit avec une très grande netteté indiquant une paroi de caverne mince et

dense accolée à la cage thoracique. A droite, on entend une respiration soufflante et des craquements humides.

En arrière, les deux régions scapulaires sont mates, avec cette différence que la matité descend un peu plus bas à gauche.

Des deux côtés, on entend une respiration rude, soufflante des râles sous-crépitants moyens et des vibrations thoraciques exagérées; tous ces phénomènes prédominent légèrement à gauche.

Le malade remplit tous les jours son crachoir d'une expectoration puriforme.

Poids, 58 kilog.

Ce malade a essayé pendant huit jours d'aller aux inhalations ; mais jamais il n'y est resté une séance complète. Quand il est dans l'atmosphère sulfureuse, il se sent moins oppressé et tousse moins ; mais il dit que l'acide sulfureux provoque chez lui des vomissements et une vive constriction au creux épigastrique. Le sommeil n'a pas été modifié ; son expectoration est devenue plus blanche, plus aqueuse, mais n'a pas diminué de quantité. Il a peu de fièvre.

22 novembre. *Percussion.*—Aucun changement appréciable.

Auscultation. — Sous la clavicule gauche, souffle amphorique et gargouillements s'étendant jusqu'au niveau du mamelon, pectoriloquie aphone très nette et très accusée. Sous la clavicule droite, respiration très soufflante et râles sous-crépitants moyens.

En arrière, respiration soufflante et râles sous-crépitants moyens ; ces bruits prédominent un peu à droite ; de ce côté aussi les vibrations sont plus exagérées, la voix plus marquée. En un mot, les lésions ont empiré en arrière et surtout à droite.

Le malade ne pèse plus que 56 kil. 500; il a perdu 1 k. 500 en quarante jours. Pas de fièvre.

Observation XIV (personnelle).

Tuberculeux au troisième degré avec cavernes dans les deux poumons. Trop faible pour suivre régulièrement les inhalations.

M. (Adrien), 18 ans, tourneur en cuivre, salle Woillez, lit n° 9.

Antécédents |héréditaires : Son père a 53 ans et s'est toujours bien porté.

Sa mère est morte à 47 ans, tuberculeuse.

Notre malade est le cadet de cinq enfants dont l'aîné a 22 ans et le plus jeune 10 ; tous se portent bien.

Il s'enrhumait facilement l'hiver.

La maladie a débuté il y a deux ans.

Quatre mois après ce début est survenue une hémoptysie qui a duré une heure et s'est présentée sous la forme de cra chats de sang liquide mêlé de caillots noirâtres. Depuis cette époque, il n'y a plus eu trace de sang dans les crachats ni de nouvelle hémoptysie.

Depuis 6 mois, l'anorexie et les sueurs sont très prononcées et le malade a beaucoup maigri.

Il ne dort souvent pas du tout ou sommeille de dix heures à 3 heures et demie du matin, il est continuellement réveillé par les quintes de toux. Il a à l'anus une fistule tuberculeuse. L'essoufflement est extrême. En avant, nous trouvons, le 11 octobre de la submatité des deux côtés et une percussion douloureuse, surtout à gauche ; de ce côté, l'auscultation révèle une respiration soufflante, très rude et des râles sous-crépitants moyens ; à droite nous constatons, sous la clavicule, du souffle caverneux et du gargouillement.

En arrière, les sommets sont mats, la percussion doulou-reuse, la respiration et les râles sont caverneux ; on trouve aussi quelques râles sibilants.

Ce malade ne pouvait qu'à grand peine se transporter à la

Dariex.   7 salle d'inhalations, aussi n'y est-il allé qu'une fois ou deux ; le premier jour, il a eu une légère épistaxis.

Le 30 nov. La percussion a peu changé. L'auscultation révèle en avant, sous la clavicule gauche, du souffle caverneux et du gargouillement s'étendant jusqu'au niveau du mamelon. A droite, souffle caverneux et gargouillements moins prononcés et plus localisés qu'à gauche.

En arrière et au sommet gauche, souffle très caverneux, prenant souvent le timbre amphorique, nombreux râles caverneux à timbre métallique. Au sommet droit, souffle caverneux et gargouillement, vibrations thoraciques très exagérées. Plus bas, la respiration est tellement rude, qu'à l'angle inférieur des deux omoplates elle imite parfaitement le bruit de scie.

Ce malade est tellement faible qu'il ne peut plus se lever : il a de la fièvre hectique, des transpirations profuses et une diarrhée qu'une potion appropriée coupe assez bien.

Poids, le 11 octobre, 40 kil. 725.

Poids, le 15 novembre, 40 kil. 450.

OBSERVATION XV (personnelle).

Tuberculose au troisième degré traitée pendant huit jours par les injections hypodermiques d'acide sulfureux.

M. Mathurin, 38 ans, maçon : entré le 5 juillet. Salle Vallez n° 13.

Son père est mort à 73 ans de vieillesse ;

Sa mère est morte à 72 ans, il ne sait de quoi.

Treize enfants, dont cinq seulement vivent encore, les autres sont morts en bas âge. Les survivants se portent bien.

Il y a six ans, le malade a eu une pleurésie qui a duré deux mois et a été ponctionnée.

Quatre ans plus tard, c'est-à-dire il y a deux ans, il a eu

une bronchite et une épistaxis très abondante ; deux ou trois mois après, est survenu de l'essoufflement de la fièvre et des sueurs nocturnes.

La percussion est douloureuse en arrière, aux deux sommets et surtout au sommet gauche, des deux côtés, la matité est prononcée.

En avant la percussion est particulièrement douloureuse au-dessus du mamelon droit sur une étendue de 4 à 5 centimètres.

L'auscultation révèle une respiration soufflante dans les fosses sus-épineuses, plus marquée à droite et des râles humides.

En avant on trouve les mêmes signes, mais au dessus du mamelon droit existent du souffle et des râles caverneux.

Première piqùre, le 20 juillet.

Sous l'influence des injections hypodermiques d'acide sulfureux, l'expectoration diminue, blanchit et devient plus aqueuse, l'oppression devient moins forte, les nuits sont meilleures ; l'appétit n'a pas été modifié. Nous n'avons pu faire accepter ces piqûres, plus de huit jours de suite à cause de la douleur qu'elles produisent, lorsqu'elles ont été répétées plusieurs fois.

OBSERVATION XVI (personnelle).

Tuberculeux au troisième degré, sans fièvre, n'ayant pu supporter les inhalations.

B. Pierre, âgé de 55 ans, journalier. salle Woillez, lit n° 23.

Son père rhumatisant est mort à 63 ans.

Sa mère, qui s'était toujours bien portée, est morte à 68 ans, il ne sait de quoi.

Un frère est mort phthisique à 44 ans.

Le malade bien portant auparavant a vu sa maladie débuter il y a un an par une forte bronchite, accompagnée de fièvre, de sueurs nocturnes, d'anorexie ; l'amaigrissement a été rapide. Deux ou trois mois après ce début est survenu une hémoptysie abondante d'environ 250 grammes ; le malade a eu ensuite, à plusieurs reprises, quelques petites hémoptysies qui donnaient environ une cuillerée à bouche de sang rutilant.

L'expectoration, muco-purulente, remplit la moitié du crachoir en 24 heures.

Le malade se plaint actuellement d'insomnie, d'anorexie, de sueurs nocturnes.

Le 12 octobre, nous trouvons à la *percussion :* submatité sous la clavicule gauche, matité sous la clavicule droite ; en arrière, la percussion est douloureuse dans les deux fosses, sus-épineuses, comme en avant, la matité est plus forte à droite qu'à gauche.

A l'*auscultation*, on trouve sous la clavicule gauche des râles sous crépitants moyens et une respiration soufflante; sous la clavicule droite, le souffle a le timbre caverneux et les râles sont plus gros qu'à gauche. En arrière, on entend aux deux sommets des craquements humides et une respiration rude; soufflante, ces bruits sont plus marqués à droite ; de ce côté aussi les vibrations thoraciques sont plus exagérées. Aux bases, la respiration est très rude.

Ce malade déjà au troisième degré de la tuberculose n'a pu suivre les inhalations, il se plaignait d'une irritation vive dans le larynx, la trachée et les grosses bronches ; peut-être s'y serait-il vite accoutumé avec un peu de bonne volonté ; mais les malades étant déjà trop nombreux dans notre petite salle, nous n'avons pas du tout insisté pour l'engager à persévérer les inhalations, malgré que nous fussions en présence d'une phthisie forme torpide.

Le 21 novembre, nous trouvons des lésions plus accusées.

La *percussion* ne s'est pas sensiblement modifiée ; mais à l'*auscultation*, nous trouvons sous la clavicule droite du souffle amphorique avec pectoriloquie aphone très nette et de gros craquements secs ; sous la clavicule gauche, se trouvent une respiration soufflante et des craquements humides de moyenne intensité. En arrière, on trouve, aux deux sommets, une respiration soufflante et des craquements assez volumineux, sensiblement égaux des deux côtés, les vibrations thoraciques et le retentissement de la voix sont plus exagérés à droite, le malade a maigri de 450 grammes.

OBSERVATION XVII (personnelle).

Infiltration tuberculeuse des deux sommets avec cavernules à droite et tubercules en voie de ramollissement à gauche : 12 injections hypodermiques d'acide sulfureux.

H. (Henri), 30 ans, charretier, entré le 30 août 1887, salle Chauffard, lit n° 9.

Son père, âgé de 73 ans, se porte bien ; sa mère du même âge jouit aussi d'une bonne santé.

Il a eu sept frères et cinq sœurs dont deux sont plus âgés que lui ; tous se portent bien.

La maladie a débuté le 3 octobre 1886, par une hémoptysie très abondante, 4 à 500 grammes environ ; les sueurs étaient abondantes, l'anorexie prononcée. Il est entré à cette époque à l'hôpital Cochin, dans le service de M. Gouraud. Quinze jours après, il est sorti et s'est remis au travail jusqu'au 30 août dernier, date de son entrée dans le service de M. Beaumetz.

L'amaigrissement avait été rapide au début de la maladie.

Le 2 octobre dernier, nous trouvons :

En avant, aucun signe positif à la percussion ; à l'auscultation, nous trouvons, à droite, une respiration très soufflante et des râles sous-crépitants moyens ; à gauche, la respiration est moins soufflante et les râles sont plus fins.

En arrière, les deux sommets sont mats ; à droite, la matité occupe toute la région scapulaire. L'auscultation dénote à gauche une respiration rude avec expiration prolongée et

quelques petits craquements humides ; à droite, la respiration est encore plus soufflante qu'en avant, elle a le timbre
tubo-caverneux et les râles sont plus gros. Les vibrations
thoraciques sont exagérées.

En résumé : infiltration tuberculeuse des deux sommets
avec cavernules à droite et tubercules en voie de ramollissement à gauche.

Les injections hypodermiques d'acide sulfureux ont été
faites en deux séries séparées par trois ou quatre jours de
repos ; la première série a duré sept jours, la seconde cinq ;
ces injections étaient faites à raison de une par jour, à la dose
de 2 à 3 grammes chaque fois.

L'expectoration, qui était de moyenne abondance, n'a pas
sensiblement diminué, elle est seulement devenue plus
aqueuse et plus blanche ; la respiration est devenue un peu
plus aisée malgré que le malade ne fût pas très oppressé ; le
sommeil, toujours assez bon, n'a pas été modifié.

OBSERVATION XVIII.

(Observation de M. le Dr Sollaud. Extraite des Archives de médecine navale.)

Bronchite chronique datant de trois mois. — Disparition de tous
les symptômes après deux semaines de séjour dans l'atmosphère sulfureuse.

M. F..., sous-lieutenant au 1er régiment d'infanterie
de marine, âgé d'une trentaine d'années, avait, en sa qualité
d'officier de casernement, la haute surveillance sur toutes
les opérations d'assainissement. Il souffrait, depuis le mois
de février, d'une bronchite chronique persistante, véritable
catarrhe humide, sans dyspnée, ni gêne aucune de la respiration, caractérisé par une toux fréquente et par une expectoration abondante, le matin surtout, de crachats épais et
muqueux.

Percussion normale dans toute l'étendue de la poitrine.

Auscultation. — Râles muqueux et sous-crépitants, à la base des deux poumons, principalement en arrière.

Malgré un traitement approprié (révulsifs, vomitifs, toniques, eaux sulfureuses, etc.), il ne s'était jusqu'alors produit aucune amélioration, quand, cinq ou six jours environ après le début des fumigations, M. P..., qui passait la plus grande partie de son temps dans les vapeurs sulfureuses, constata, non sans surprise, que la toux diminuait de fréquence et l'expectoration d'abondance. Moins de dix jours après, ces divers symptômes qui continuaient sans cesse à s'amender, avaient, tout autre traitement cessant, entièrement disparu, et M. P..., complètement guéri, ne présentait plus, soit à la percussion, soit à l'auscultation, aucun signe physique de la bronchite chronique dont il était précédemment atteint.

CONCLUSION

L'acide sulfureux ne nous paraît pas être, pour la tuberculose, un spécifique comparable à l'iodure de potassium pour les accidents tertiaires de la syphilis, mais nous pensons qu'il doit prendre rang dans le traitement curatif de la phthisie à titre d'adjuvant puissant.

Ce serait s'exposer à des mécomptes que de lui demander de guérir seul la phthisie ; il nous a paru enrayer a marche de cette terrible maladie, même employé dans les circonstances peu favorables dans lesquelles se trouvaient nos malades, mais il est évident pour tout le monde qu'il ne peut redonner aux tuberculeux ce qu'ils ont perdu, il enraye le mal, l'hygiène, une bonne alimentation, et une médication appropriée à chaque cas doit faire le reste.

Nous pensons que ce mode de traitement qui n'est pas encore sorti de la période d'essai, doit être étudié davantage, mais qu'il faut le faire dans de bonnes conditions et lui adjoindre le traitement rationnel de la tuberculose.

Alors il pourra donner d'excellents résultats, dans le cas de phthisie torpide du premier et du second degré.

Les résultats obtenus par M. Auriol, de Bellegrade, ne nous semblent pas devoir rester des faits isolés, on pourra en obtenir d'à peu près semblables toutes les fois que l'on se placera dans des conditions aussi favorables, c'est-à-dire toutes les fois qu'à de bonnes conditions d'hygiène et de climat viendra se joindre, au traitement par l'acide sulfureux, un traitement rationnel ; toutes les fois en un mot que l'on demandera aux inhalations sulfureuses de jouer le rôle d'adjuvant et non celui de spécifique.

Chez tous les tuberculeux traités, la toux disparaît presque complètement quand ils sont dans la salle d'inhalations, l'essoufflement diminue d'une manière très appréciable, l'expectoration devient plus blanche, plus catarrhale et se fait plus facilement ; ce dernier point permet de soulager considérablement ces malheureux tuberculeux qui expectorent difficilement et ont pour expulser chaque crachat une série de quintes très prolongées et très pénibles qui les font parfois vomir.

Les sueurs tendent à disparaître, la fièvre n'est pas fâcheusement influencée, les hémoptysies sont plutôt arrêtées que provoquées.

Tous nos malades non fébricitants ont augmenté de poids, au contraire les autres tuberculeux, également sans fièvre, qui ne suivaient pas le traitement et que nous avons pesés de temps à autre durant la même période, ont maigri.

Quant aux injections d'acide sulfureux dissous dans la vaseline liquide, nous les croyons inapplicables en thérapeutique, car, outre qu'elles ne donnent pas de résultats aussi rapides que les inhalations, elles deviennent bientôt douloureuses en raison de leur répétition, et, en supposant que l'on trouve des malades ayant le courage de les supporter, il nous paraît tout à fait inutile de leur infliger ce supplice, puisqu'avec les inhalations qui n'ont rien de bien pénible, on obtient des résultats plus rapides et sans doute plus complets.

INDEX BIBLIOGRAPHIQUE.

AURIOL (L.) — Traitement de la phthisie pulmonaire par les inhalations d'acide sulfureux.

BALBAUD. — Action de l'acide sulfureux dans la tuberculose. (Bull. de thérap. du 30 septembre 1887).

BOCQUILLON. — Notes sur les vaselines liquides destinées à l'emploi des injections sous-cutanées. (Journal de méd. de Paris, 30 février 1887).

CULLIMORE (D. H.). — Sulfurous acid vapour in the treatment of consomption (Méd. Press circ., Lond. 1882 n. s. XXXIV 257).

DUJARDIN-BEAUMETZ. — Des injections hypodermiques et des inhalations d'acide sulfureux. (Société de thérapeut. séance du 17 juillet 1887).

— Sur les vaselines liquides et leur application en thérapeut. (Bul. gén. de thérapeut. 15 février 1887).

— Nouveau procédé d'injections sous-cutanées. (Bul. et mém. de la Société de thérapeut. 25 février 1887).

LEY. — De l'acide sulfureux en inhalations dans le traitement de la tuberculose. (Journal de méd. de Paris, 6 novembre 1887).

— Les injections sous-cutanées de vaseline. (Journal de méd. de Paris, 20 février 1887).

MEUNIER (Albin). — De l'emploi de la vaseline dans les injections hypodermiques.(Bull. Génér. de thérap., 15 janvier et 30 janvier 1887.)

Renzi (de Naples). — Des inhalations dans la tuberculose pulmonaire (El siglo méd 1884).

—   —   Lyon médical 1884.

Rombro. — Traitement de la phthisie pulmonaire par l'inhalation des vapeurs de soufre. (Vratch Wiedom. n° 17, 1883. Saint-Pétersb).

Sollaud. — Deux cas de phthisie pulmonaire traités avec succès par un séjour prolongé dans une atmosphère sulfureuse. (Archives de méd. navale, 15 avril 1887).

—   Phthisie pulmonaire et atmosphère sulfureux (Gazette des hôpitaux, 26 mai 1887).

Vigier. — Gazette hebd. de méd. et de chirurgie t. XIX 1882.

Villi. — Des injections hypodermiques d'acide sulfureux dissous dans la vaseline liquide médécinale. (Bul. de thérap. du 15 sept. 1887).

Paris. — Typ. R. PARENT, A. DAVY, succ., imp. de la Faculté de médecine, 52, rue Madame et rue Corneille, 3

www.ingramcontent.com/pod-product-compliance
Ingram Content Group UK Ltd.
Pitfield, Milton Keynes, MK11 3LW, UK
UKHW021738090726
13657UKWH00002B/787